脳神経外科医，整形外科医，ペインクリニック医のための

「超」入門

Web 動画付き

編集 ● 井須 豊彦（釧路労災病院脳神経外科部長・末梢神経外科センター長）
金 景成（日本医科大学千葉北総病院脳神経外科講師）

手術で治す しびれと痛み

絞扼性末梢神経障害の診断・手術

MC メディカ出版

推薦のことば

　このたび，井須豊彦先生と金 景成先生の名コンビが満を持して『「超」入門 手術で治すしびれと痛み』なる画期的な本を発刊しました．絞扼性末梢神経障害の診断・治療について，井須グループの思想と経験が凝縮された原稿が全篇を飾っており，この分野の最新の知識を学ぶ，あるいは，整理する上で最良の医学書となるでしょう．

　井須豊彦先生との出会いは小生が医学部5年生の時でした．生まれる前から脳神経外科医を志していた小生は，市中病院の脳神経外科を見学したく，当時，北海道大学脳神経外科で医局長を務めていらっしゃった井須先生と面会しました．ある病院をご紹介いただき，1週間，泊まり込みでたくさんの手術を見学させていただき，わが道は決しました．入局してみると，井須先生は脊髄班のスタッフとして実に多彩なお仕事を展開していました．井須先生の語り口は今も昔も変わりませんが，ある時は病棟の医務室で，ある時は居酒屋で，実にたくさんのことを深更まで教えて下さいました．

　当時から井須先生は未知の領域を情熱的に開拓しては新たな道標を築いてこられましたが，ここ数年は「絞扼性末梢神経障害」という脳神経外科医にとってまったく未知の分野を新たなターゲットとして実に精力的に邁進しております．脊椎脊髄に対する手術だけでは改善しない患者さんの病態に疑問を持たれたのがきっかけだったと伺っています．もともと若く見える井須先生ながら，今のご年齢でこれだけ進取の精神を発揮できる先生は大変少ないと思います．また，井須先生は実に魅力的な先生です．金先生はじめ数多くの全国の先生を魅了して，この仕事を進める姿には心から敬意を表したいと思います．願わくは，北海道大学脳神経外科の後輩の中からも金先生のような井須先生の「右腕」が誕生してほしいものです．

　本書は，脳神経外科のみならず，整形外科，神経内科，ペインクリニックなど数多くの分野の先生のお役に立てると確信しております．ぜひ，ご一読いただければ幸いです．ただ，この分野をこれから学ぼうとする若い先生たちは，絞扼性末梢神経障害のみを学ぶことなく，広く脊椎脊髄疾患についても学んでから診療に臨むことを強く勧めます．

2016年8月　自宅より劔〜立山連峰を眺めつつ

富山大学医学部脳神経外科

黒田 敏

推薦のことば

　私は，井須豊彦先生が現在もご活躍の場とされている釧路労災病院に 1991 ～ 1995 年の 4 年間，整形外科部長として勤務した．同病院の部長連中は私を含めて単身赴任が多く，夕食は医局に集まり鮭を焼いたり，蟹を食べたりしたものである．井須先生とも，よく一緒にテレビを見たりビールを飲んだり，おつきあいさせていただいた．当時，井須先生は独自の頚椎前方固定術を開発し，精力的に頚椎手術に取り組んでおられた．日本の最東端で一人，オリジナリティ溢れる仕事をされるお姿に感銘を受けたものである．

　その後，私は北海道大学を経て，2003 年より現在の信州大学に異動し，井須先生との連絡は途絶えていた．2010 年ごろ，私は昔の患者の記録を見に，釧路労災病院を訪ねた．釧路は，夏でも気温が 20℃ を超える日がわずかで寒く，札幌からは JR で 5 時間以上を要するため，私を含めて数年で異動する医師がほとんどであった．さすがに 15 年も経過していると，当時の知り合いの先生にはほとんどお会いできなかったが，井須先生はご健在で 20 年以上継続してコツコツと症例を積み重ねており，あらためて感銘を受けた次第である．

　そのころから，井須先生は興味の対象を私の専門である末梢神経に拡げたようである．学会でもよくお見かけするようになり，井須先生を中心とする脳神経外科の先生方の末梢神経研究会に呼んでいただくようになった．金 景成先生をはじめ，本書の執筆陣の皆様には同会でお知り合いになった．

　井須先生は本書の中で，上殿皮神経剥離術，中殿筋除圧術等を解説されている．これらの疾患は，私には経験が無いが，井須先生の統計によれば年間 60 例以上，つまり 1 週間に 1 例以上手術を行っているようである．非常に数が多いことに驚くと同時に，これらの手術を合併して行うことが多いという．整形外科を基盤にして手・肘・末梢神経外科を専門に診療している私にとっては，非常に興味深い課題である．

　他診療科の先生で，臨床医学を介して 20 年以上の交流を続けさせていただいている先生は，井須先生が唯一である．本書を手に取って精読しながら，井須先生の臨床医学にかける深く熱い情熱に接するのが楽しみである．

2016 年 8 月

信州大学医学部運動機能学教室（整形外科）

加藤 博之

序文

　私は約 30 年間，脊椎脊髄外科医として診療を行ってきましたが，近年，絞扼性末梢神経疾患に注目し，積極的に診断，治療を行っています．

　多くの外科医は，脊椎手術を行っても，しびれ・痛みが改善しない症例に遭遇したことがあると思います．その原因としては，①脊椎疾患に末梢神経疾患が併発していた，②症状の原因が脊椎病変でなく末梢神経疾患であった（診断の誤り）ことも推測されます．そのため私は，末梢神経疾患に注目して診療することが重要であると思い，画像中心の診察から身体に触れる診察への大転換を図りました．

　絞扼性末梢神経疾患は画像による診断が難しいため，画像中心の診療に慣れている脊椎・脊髄外科医や脳神経外科医，整形外科医には近寄りがたい疾患であるかもしれません．しかしながら，末梢神経疾患は日常臨床で最も遭遇する機会が多く，脳脊髄疾患に併発することも稀ではありません．そのため，積極的に末梢神経疾患にかかわりを持たなくても，最低限の知識を持つことは大切なことです．

　絞扼性末梢神経疾患は，手で身体に触れる診察を行い，特徴的な症状や病歴を聴取すれば診断は容易です．本書では，診断のポイントを述べた後，シェーマや手術写真を多用して手術法を平易に解説しました．初心者にも，わかりやすい内容になっていると思います．また，本書の特徴は，腰痛，下肢痛の原因である上殿皮神経障害，腓骨神経障害，足根管症候群等の殿部，下肢の絞扼性末梢神経疾患に関する記載が豊富なことです．

　本書がしびれ，痛み診療に従事している脳神経外科医，整形外科医，ペインクリニック医，神経内科医，専門医を受験しようとしている研修医のお役に立てれば幸いです．

　最後に，私の脳神経外科入局時の教授であった故・都留美都雄先生（大正 9 年 10 月 13 日〜平成 5 年 10 月 26 日，享年 74 歳）に本書を捧げたいと思います．

2016 年 8 月

釧路労災病院脳神経外科・末梢神経外科センター

井須 豊彦

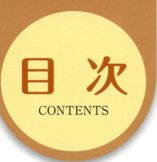

目次 CONTENTS

「超」入門 手術で治すしびれと痛み
絞扼性末梢神経障害の診断・手術

推薦のことば（黒田 敏）・・・・・・・・・・・・・・・ iii
推薦のことば（加藤 博之）・・・・・・・・・・・・・・ iv
序　文（井須 豊彦）・・・・・・・・・・・・・・・・・ v
執筆者一覧・・・・・・・・・・・・・・・・・・・・・ viii
Web 動画の視聴方法・・・・・・・・・・・・・・・・・ x

1章● 総　説

1. 末梢神経障害の疫学・診断・治療・手術・・・・・・・・・・・・・・・・ 2
2. 末梢神経障害の保存療法・・・・・・・・・・・・・・・・・・・・・・・ 9
　神経外科医のつぶやき① なぜ，脳神経外科医が末梢神経疾患を知っておかなければならないか・・ 14

2章● 上肢末梢神経障害の診断・手術

1. **手根管症候群**
　A）診断のポイント・・・・・・・・・・・・・・・・・・・・・・・・ 16
　B）局所麻酔下での手根管開放術 ―整形外科の現場から・・・・・・・・ 19
　C）局所麻酔下での手根管開放術 ―われわれの手術法 Web ・・・・・・ 25
　豆知識① 上腕部絞扼性正中神経障害・・・・・・・・・・・・・・・・ 32
2. **肘部尺骨神経障害**
　A）診断のポイント・・・・・・・・・・・・・・・・・・・・・・・・ 34
　B）皮下前方移行術を中心に ―整形外科の現場から・・・・・・・・・・ 37
　C）局所麻酔下での神経剥離術 ―われわれの手術法 Web ・・・・・・・ 45
　コラム① 手術法の選択 ―トレンドと成績に関する文献レビュー・・・・ 52
　豆知識② ギオン管症候群・・・・・・・・・・・・・・・・・・・・・ 55
　豆知識③ 特発性前・後骨間神経麻痺・・・・・・・・・・・・・・・・ 57
　豆知識④ 橈骨神経麻痺・・・・・・・・・・・・・・・・・・・・・・ 60
　豆知識⑤ 肩甲上神経障害・・・・・・・・・・・・・・・・・・・・・ 63

3 章 ● 腰殿部末梢神経障害の診断・手術

1. 上殿皮神経障害
- A）診断のポイント ･････････････････････････ 68
- B）局所麻酔下での上殿皮神経剥離術 **Web** ･････････ 71
  - 豆知識⑥ 腰痛性間欠跛行を呈する上殿皮神経障害 ･････ 78
  - コラム② 上殿皮神経障害例における神経病理所見 ･････ 81
  - 神経外科医のつぶやき② 上殿皮神経障害との出会い ･･････ 85

2. 中殿筋障害
- A）診断のポイント ･････････････････････････ 86
- B）局所麻酔下での中殿筋除圧術 **Web** ･････････････ 89
  - 神経外科医のつぶやき③ 中殿筋障害による腰痛との出会い ･･･ 95
  - 豆知識⑦ 梨状筋症候群 ･･････････････････････ 96
  - 豆知識⑧ 仙腸関節障害 ･･････････････････････ 99

4 章 ● 下肢末梢神経障害の診断・手術

1. 絞扼性総腓骨神経障害
- A）診断のポイント ･････････････････････････ 104
- B）局所麻酔下での総腓骨神経剥離術 **Web** ･････････ 107
- C）局所麻酔下での浅腓骨神経剥離術 ･･･････････････ 114
  - 豆知識⑨ 間欠性跛行を呈する絞扼性総腓骨神経障害の病態 ･･ 119
  - 神経外科医のつぶやき④ 仲間たち ･･････････････････ 122

2. 足根管症候群
- A）診断のポイント ･････････････････････････ 123
- B）手術法 **Web** ･･････････････････････････ 126
  - 神経外科医のつぶやき⑤ 足裏の病気 ･･････････････････ 134
  - 豆知識⑩ 外側大腿皮神経障害の病態と治療 ･･････････ 135

5 章 ● 絞扼性末梢神経障害手術のいま

1. 釧路労災病院脳神経外科での絞扼性末梢神経外科手術 ･･･････ 140
  - コラム③ これが私の生きる道 ･････････････････ 142
  - 神経外科医のつぶやき⑥ 「時代おくれ」と呼ばれたい ･･････ 144

おわりに（金 景成）･･････････ 145
索　引 ･･･････････････････ 146
編者紹介 ･････････････････ 149

Web マークがついた項目に関連した手術動画を専用 Web サイトで視聴できます．

執筆者一覧

編 集

井須 豊彦 Toyohiko ISU
釧路労災病院脳神経外科部長・末梢神経外科センター長

金 景成 Kyongsong KIM
日本医科大学千葉北総病院脳神経外科講師

1章●総 説

1章1　　**金 景成** Kyongsong KIM
日本医科大学千葉北総病院脳神経外科講師

1章2　　**金 徹** Chol KIM
日本医科大学千葉北総病院麻酔科部長・講師

神経外科医のつぶやき①　　**井須 豊彦** Toyohiko ISU
釧路労災病院脳神経外科部長・末梢神経外科センター長

2章●上肢末梢神経障害の診断・手術

2章1-A, 2章1-C　　**國保 倫子** Rinko KOKUBO
日本医科大学千葉北総病院脳神経外科助教

2章1-B, 2章2-B　　**萩原 祐介** Yusuke HAGIWARA
日本医科大学千葉北総病院整形外科助教

2章2-A, 2章2-C, 豆知識①・②

森本 大二郎 Daijiro MORIMOTO
日本医科大学脳神経外科病院講師

コラム①　　**國吉 一樹** Kazuki KUNIYOSHI
千葉大学大学院医学研究院整形外科学講師

豆知識③　　**田尻 康人** Yasuhito TAJIRI
東京都立広尾病院副院長

豆知識④　　**倉石 慶太** Keita KURAISHI
三重大学大学院医学系研究科脳神経外科学助教

豆知識⑤　　**金 景成** Kyongsong KIM
日本医科大学千葉北総病院脳神経外科講師

山内 朋裕 Tomohiro YAMAUCHI
釧路労災病院脳神経外科部長

3章●腰殿部末梢神経障害の診断・手術

3章1-A, 3章2-A　　**金 景成** Kyongsong KIM
日本医科大学千葉北総病院脳神経外科講師

3章 1-B, 3章 2-B, 神経外科医のつぶやき②・③

井須 豊彦 Toyohiko ISU
釧路労災病院脳神経外科部長・末梢神経外科センター長

豆知識⑥

千葉 泰弘 Yasuhiro CHIBA
北海道脳神経外科記念病院脳神経外科

コラム②

清水 潤 Jun SHIMIZU
東京大学医学部附属病院神経内科准教授

井上 聖啓 Kiyoharu INOUE
札幌山の上病院豊倉康夫記念神経センター長／脊椎・脊髄センター長

豆知識⑦

菅原 淳 Atsushi SUGAWARA
岩手医科大学脳神経外科助教

石垣 大哉 Daiya ISHIGAKI
岩手医科大学脳神経外科

豆知識⑧

黒澤 大輔 Daisuke KUROSAWA
JCHO 仙台病院整形外科／腰痛・仙腸関節センター

村上 栄一 Eiichi MURAKAMI
JCHO 仙台病院副院長／腰痛・仙腸関節センター長

4章●下肢末梢神経障害の診断・手術

4章 1-A, 4章 1-B, 4章 1-C, 豆知識⑨

岩本 直高 Naotaka IWAMOTO
帝京大学医学部附属病院脳神経外科講師

4章 1-C

松本 順太郎 Juntaro MATSUMOTO
釧路労災病院脳神経外科副部長

神経外科医のつぶやき④・⑤

井須 豊彦 Toyohiko ISU
釧路労災病院脳神経外科部長・末梢神経外科センター長

4章 2-A, 4章 2-B

金 景成 Kyongsong KIM
日本医科大学千葉北総病院脳神経外科講師

豆知識⑩

尾鷲 和也 Kazuya OWASHI
日本海総合病院診療部長・整形外科部長・救命救急センター診療部長

5章●絞扼性末梢神経障害手術のいま

5章 1, 神経外科医のつぶやき⑥

井須 豊彦 Toyohiko ISU
釧路労災病院脳神経外科部長・末梢神経外科センター長

コラム③

千住 緒美 Omi SENJU
福岡大学博多駅クリニック脳神経外科

Web 動画の視聴方法

Web サイトで各項目に関連した手術動画が視聴できます．
PC（Windows / Macintosh），iPad / iPhone，Android 端末からご覧いただけます．

①メディカ出版ホームページにアクセスしてください．
http://www.medica.co.jp/

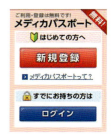

②ログインします．
　※メディカパスポートを取得されていない方は，「はじめての方へ / 新規登録」（登録無料）からお進みください．

③『「超」入門 手術で治すしびれと痛み』の紹介ページ（http://www.medica.co.jp/catalog/book/6358）を開き，下記のバナーをクリックします（URL を入力していただくか，キーワード検索で商品名を検索し，本書紹介ページを開いてください）．

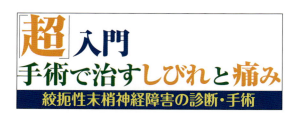

④「動画ライブラリ」ページに移動します．見たい動画の「ロック解除キー入力」ボタンを押すと，ロック解除キーの入力画面が出ます．
　下の銀色の部分を削ると，ロック解除キーが出てきます．入力画面にロック解除キーを入力して，送信ボタンを押してください．本書の動画コンテンツのロックが解除されます（ロック解除キーボタンはログイン時のみ表示されます）．

ロック解除キー

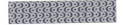
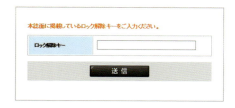

＊Windows で動画を再生するには Adobe® Flash® Player が必要です．
＊なお，Web サイトのロック解除キーは本書発行日（最新のもの）より３年間有効です．
　有効期間終了後，本サービスは読者に通知なく休止もしくは廃止する場合があります．
＊本動画に音声情報は含まれておりません．

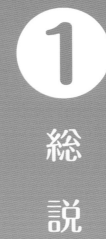

1 総説

1 総　説

1 末梢神経障害の疫学・診断・治療・手術

日本医科大学千葉北総病院脳神経外科 ● 金　景成

1　絞扼性末梢神経障害

　末梢神経障害は罹患率が高く，日常臨床で遭遇する機会が多い．時に強い症状によりADLへ大きく影響する．末梢神経障害は画像による診断が難しく，近年の画像重視の診察に慣れてしまうと，一見，近寄りがたく思ってしまうかもしれないが，頻度の高い疾患については特徴的な症状を知ることで，疑い病名を考えることはそれほど難しいことではない．

　末梢神経（peripheral nerve）が靱帯や腱，線維骨性トンネルなどを通過する部位で，慢性的に機械的刺激を受け，神経障害を生じたものを絞扼性神経障害（entrapment neuropathy）と言う．軽症のものも含めるとその頻度は極めて高く，一過性のものを含めるとわれわれも一度は経験しているのかもしれない．その診断や治療に関しては，依然十分な検討がなされていない点もあり，多くの課題が残っている．

　加齢に伴い増加する末梢神経障害が，脳疾患や脊椎，脊髄疾患に併発することは稀ではない[1-8]．脊椎，脊髄疾患に併発した場合，併発した末梢神経障害に気付かない場合，おのずと治療成績が落ちてしまう．また，脳血管障害慢性期などに末梢神経障害を併発しQOLへ大きく影響していることもあるため，積極的に末梢神経疾患へかかわらずとも，目をそらさない限り，否応なしにかかわってしまうものである[1, 2, 4-9]．

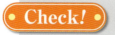 末梢神経が靱帯や腱，線維骨性トンネルなどで障害されたものを絞扼性神経障害と言う．

2　末梢神経障害の頻度

　長野らは，全絞扼性神経障害の中で手根管症候群が51％と最も多く，次いで肘部管症候群が28％であったと報告している[10]．一方，橘らは，しびれ外来を受診した末梢神経障害621例中，手根管症候群が344例と最も多かったが，次いで足根管症候群が83例，肘部管症候群が77例であったと報告している[11]．また，手術症例1,228例においては，正中神経が803例と最も多かったものの，やはり後脛骨神経（足根管）が236例，尺骨神経が115例と続き，思いのほか下肢の絞扼性神経障害が多かったと報告している[11]．

釧路労災病院脳神経外科のデータでは，2009（平成21）年より2015（平成27）年（7年間）の絞扼性神経障害の全手術件数は1,024例であり，その内訳は上殿皮神経剥離術407例（40％），中殿筋除圧術194例（19％），足根管開放術166例（16％），腓骨神経剥離術142例（14％），手根管開放術94例（9％），尺骨神経除圧，移行術10例（1％），外側大腿皮神経剥離術6例（0.6％），高位正中神経剥離術4例（0.4％），ギオン管開放術1例であった．全症例の内，腰殿部，下肢の末梢神経障害の手術は上肢の手術より圧倒的に多く，915例（89％）であった[12]（5章1「釧路労災病院脳神経外科での絞扼性末梢神経外科手術」〔p.140〕参照）．この頻度の差についてはさまざまな要因が影響している可能性があるが，腰下肢の末梢神経障害が一般的に治療されていない背景が影響しているのかもしれない．

3　末梢神経障害の症状

　末梢神経障害を診断するうえで，患者が訴える症状は最も大切である[1, 3, 11]．症状は，障害された神経の支配領域の感覚障害やしびれ，痛み，支配筋の筋力低下，筋萎縮などである（図1～4）．しびれはさまざまに訴えられるが，介入が必要となるものではビリビリと刺激性のものが多い印象があり，Phalen testなど，絞扼部で神経へ負荷をかけることにより症

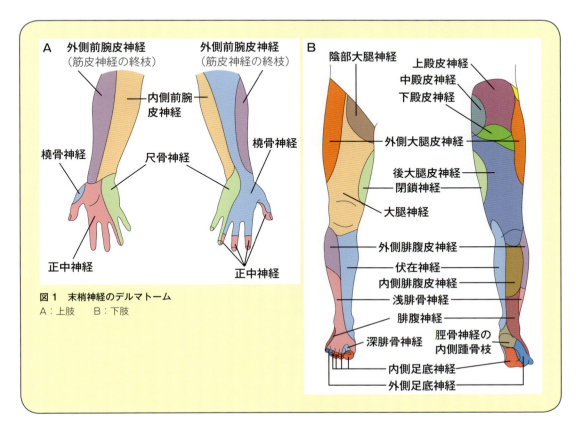

図1　末梢神経のデルマトーム
A：上肢　　B：下肢

状が悪化するのが特徴である．そのため神経の走行を理解したうえで，最も障害されやすい動きを理解し，日常生活動作で同部へ負担のかかるような動きで症状が悪化するのかどうかを確認したり，同部へ人為的に負荷をかけることによって症状が悪化するかどうかを診ることは診断をつけるうえで有用である．また，職業や趣味などを聴取し，神経症状へ与える影響との関連を推察することも大切である．

麻痺については，慢性に経過している場合などは思いのほか患者自身が気づいていないことも少なくない．そのような場合には筋萎縮が進行し，上肢であればなんとなく手が動かしづらいと，巧緻運動障害を訴えることもある．

4 Tinel徴候とTinel様徴候

Tinel徴候とは，障害された神経幹を指先で叩くと神経再生の前兆として，神経の走行に沿って固有知覚野を中心にムズムズ感が生じる現象である．これは，知覚神経線維が再生す

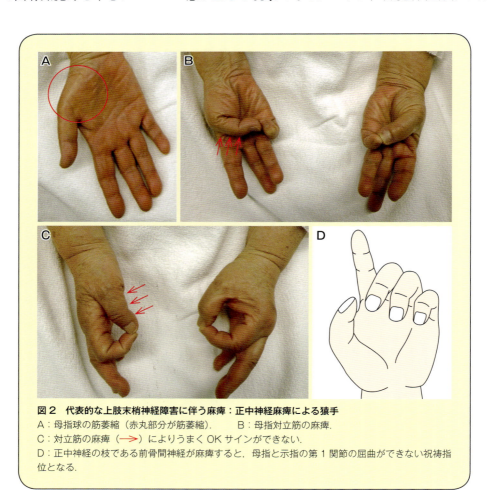

図2　代表的な上肢末梢神経障害に伴う麻痺：正中神経麻痺による猿手
A：母指球の筋萎縮（赤丸部分が筋萎縮）．　　B：母指対立筋の麻痺．
C：対立筋の麻痺（→）によりうまくOKサインができない．
D：正中神経の枝である前骨間神経が麻痺すると，母指と示指の第1関節の屈曲ができない祝祷指位となる．

る際，軸索の成長より髄鞘の成熟が遅れ，再生軸索の先端に無髄部が生じるため，その部が機械的刺激に対して鋭敏になることにより生じるものである．

　一方，末梢神経の絞扼部を叩くことによって起こる放散痛を Tinel 様徴候と言う．これは肥厚した神経上膜や瘢痕，癒着した神経を叩いて生じる放散痛であるが，末梢神経障害部位の高位診断の補助となる．そのためわれわれは，末梢神経障害を診断するうえで，Tinel 様徴候の有無を大切な所見としている．観察時には関節を伸長する等，観察神経へ負荷をかけて行うのがポイントである．しかし，false positive, false negative があるため，その判断は総合的に行う必要がある．

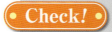 末梢神経障害を診断するうえで，Tinel 様徴候の有無は大切な所見となる．

5　絞扼性神経障害の診断

　絞扼性神経障害の診断で最も大切なのは，臨床症状である．まずは患者の訴える症状が単神経由来のものでよいのかどうか，慎重に判断する．神経障害部では上記，Tinel 様徴候が確認できると，診断の一助となる．

　近年，画像機器の進歩とともに，末梢神経障害を視覚化する試みがなされ，絞扼性神経障

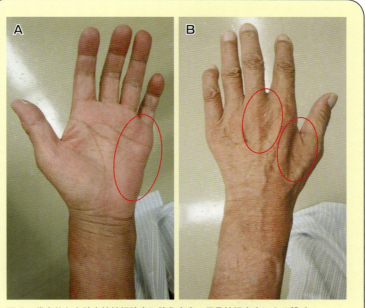

図3　代表的な上肢末梢神経障害に伴う麻痺：尺骨神経麻痺による鷲手
小指球と骨間筋の筋萎縮が見られる（赤丸部分）．

害への診断にも応用されつつあるが，時に経験する腫瘤性のもの以外では，依然難しいのが現状である．

絞扼性神経障害を客観的に診断するうえでは，やはり神経伝導検査が用いられる．神経伝導検査では，伝導速度や終末潜時に注目し，波形や振幅等を参考に診断するが，手根管症候群などでも簡易的な検査では異常を検知できないことがあったり，足根管症候群や腓骨神経障害のような下肢の絞扼性神経障害では，dynamic neuropathy が影響するためか，安静時の電気生理検査では異常を検知できないこともあり，そもそも上殿皮神経障害などでは神経伝導検査自身が無効であることにも留意する必要がある．

発症の患者側の危険因子としては，性別や年齢，糖尿病，妊娠，血液透析，甲状腺疾患，関節リウマチ，先端巨大症，金属中毒などの報告がある[13-15]．そのほか，遺伝性圧脆弱性ニューロパチーや糖尿病性を含む多発ニューロパチーでも末梢神経の脆弱性に伴い，絞扼性神経障害を起こしやすい[13]．

6　糖尿病に伴う下肢のしびれ，痛み

糖尿病神経障害は四肢末端に起こりやすいことから，＜手袋，靴下型のしびれ＞と言われることが多い．本邦で用いられている糖尿病神経障害の診断基準においても，特に下肢末端に両側性に症状が出やすいことが示されている．糖尿病神経障害は，根本治療が難しいため対症療法が治療の主となるが，前述のように糖尿病患者では，末梢神経機能障害，循環不全などにより末梢神経が脆弱となり，容易に絞扼性末梢神経障害をきたすことも知られている．

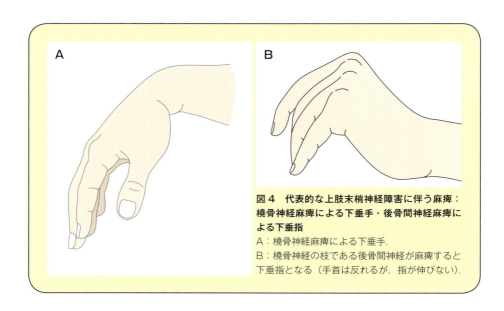

図4　代表的な上肢末梢神経障害に伴う麻痺：橈骨神経麻痺による下垂手・後骨間神経麻痺による下垂指
A：橈骨神経麻痺による下垂手．
B：橈骨神経の枝である後骨間神経が麻痺すると下垂指となる（手首は反れるが，指が伸びない）．

そのため，四肢末端に絞扼性神経障害が出現した場合，＜手袋，靴下型のしびれ＞をもたらす糖尿病神経障害との鑑別が問題となる．

われわれは当院糖尿病外来を受診した488名の糖尿病患者に対し，四肢のしびれを訴えた場合，当科を受診するよう指示し，実際に受診した23例のしびれの原因について検討した[16]．その結果，12例が上肢にしびれを訴え，そのうち9例が手根管症候群であり，16例が下肢にしびれを訴え，そのうち10例が足根管症候群，1例が腓骨神経障害であり，一部では，本書の4章などで解説されている治療により症状の改善が得られた．

このように，糖尿病患者においても四肢末端のしびれや痛みの中に，治療可能な絞扼性神経障害などが含まれている可能性があるため，糖尿病患者の下肢のしびれ，痛みについては糖尿病神経障害と決めつけるのではなく，足根管症候群などの治療可能な末梢神経疾患などの合併についても注意する必要がある．

7 末梢神経障害の保存療法 （1章2「末梢神経障害の保存療法」〔p.9〕参照）

治療の基本は，投薬，神経負荷の低減，神経ブロック，手術であろう．

投薬に関しては，基本的にはしびれ，痛みの投薬治療のガイドラインに従って行う[17]．具体的には，プレガバリン（リリカ®）やメコバラミン（メチコバール®），ワクシニアウイルス接種家兎炎症皮膚抽出液（ノイロトロピン®）などを用いて治療するが，時にデュロキセチン塩酸塩（サインバルタ®）などの抗うつ薬や抗てんかん薬などが症状軽減に役立つこともある．またノイロトロピン®注は副作用は少なく，末梢神経障害による症状を改善できることもあり，試してよい選択であろう[18, 19]．

手根管症候群や肘部尺骨神経障害など，神経障害の原因に関節の動きが影響する場合には，動きを制動することで改善が得られることも少なくない．筆者らは積極的に装具療法を取り入れているが，夜間のみの装着でも症状の軽減が得られることもある．

ブロック療法も時に治療に用いられる．特に腰殿部のものでは，ブロックによる症状軽減が診断においても大切なツールとなる．

8 末梢神経障害の手術

外科治療に至るものは一部であるが，しびれや痛みが保存療法によっても改善しない場合や，麻痺や筋萎縮がある場合に手術を考慮する．

われわれはターニケットを用いず，局所麻酔下に顕微鏡を用いて低侵襲に手術を行っている．局所麻酔で行う利点としては，患者への侵襲が少なく，罹患率の高い高齢者に対しても

比較的安全に手術を行え，患者自身の訴えが大切なモニターとなる点が挙げられる．また，手術中に電気刺激装置を用いることにより，解剖学的な理解が得られやすい点や，術中の症状改善がわかりやすい点においても，有利である．一方，問題点としては，血管などを焼灼する際に痛みを伴ったり，認知症や患者自身の理解が悪い場合には体動のため手術を行うことが難しいことである．

　われわれは，末梢神経障害の手術後は何ら行動制限や外固定は行わず，術直後から歩行を許可し，短期間の入院で対応している．なお，抗血小板薬や抗凝固薬に関しては，上殿皮神経障害などの深部を手術する場合には必要に応じ，中止を検討する．

引用・参考文献

1) 井須豊彦：脊髄外科を志して30年：脊髄外科医からのメッセージ．脊髄外科 27: 202-7, 2013
2) 金　景成，井須豊彦：若手脳神経外科医が知っておきたい下肢のしびれ，痛み診断の最新知見．末梢神経障害に主眼をおいて．脳外速報 26: 264-70, 2016
3) 橘　滋國：患者語を読み解く：誰も教えてくれない患者語で語られる神経徴候の解説．脊髄外科 28: 24-8, 2014
4) 金　景成，井須豊彦，國保倫子，他：腰椎後方除圧術．よりより手術成績を得るためのわれわれの工夫．脳外誌 23: 468-75, 2014
5) 金　景成，井須豊彦，國保倫子，他：腰椎疾患術後成績へ末梢神経障害が与える影響について．日脊髄障害医会誌 27: 86-7, 2014
6) 金　景成，井須豊彦：各種神経障害性疼痛の現状と可能性：2) 圧迫性脊髄障害：頚髄，腰部脊柱管狭窄症に対する低侵襲手術の現状と可能性．ペインクリニック 33: 939-47, 2012
7) 森本大二郎，井須豊彦，下田祐介，他：仙腸関節障害，梨状筋症候群，足根管症候群を合併した腰椎変性疾患の治療経験．No Shinkei Geka 37: 873-9, 2009
8) 森本大二郎，井須豊彦，金　景成，他：症候性脊椎脊髄疾患に合併した足根管症候群の治療成績．脳外速報 24: 1016-24, 2014
9) 井須豊彦：末梢神経の外科．脊髄外科 24: 63-70, 2010
10) 長野　昭：絞扼性神経障害，395-402，（橋本信夫編：脳神経外科学大系 第11巻 脊椎・脊髄疾患 末梢神経・自律神経疾患，中山書店，東京，2005)
11) 橘　滋國：脊椎・脊髄疾患と上肢末梢神経疾患の鑑別診断．脊椎脊髄 21: 898-903, 2008
12) 金　景成，井須豊彦：脳神経外科医として知っておきたい絞扼性末梢神経障害：診断から治療まで．No Shinkei Geka 43: 387-97, 2015
13) 日本神経治療学会監，標準的神経治療：「手根管症候群」作成委員会編：標準的神経治療：手根管症候群．日本神経治療学会 治療指針作成委員会，2007
14) 吉井雄一：手根管症候群．Peripheral Nerve 26: 243-5, 2015
15) Basiri K, Katirji B: Practical approach to electrodiagnosis of the carpal tunnel syndrome: A review. Adv Biomed Res 4: 50, 2015
16) 金　景成，井須豊彦，江本直也，他：糖尿病患者にみられたしびれの原因に関する前向き検討．No Shinkei Geka 44: 297-303, 2016
17) 神経障害性疼痛薬物療法ガイドライン作成ワーキンググループ：神経障害性疼痛薬物ガイドライン．真興交易（株)，東京，2011
18) 朴　一男，田中　亨，河田　弘，他：糖尿病性神経障害に対するノイロトロピン特号3CCの使用経験．医学と薬学 30: 1399-404, 1988
19) 祖父江逸郎，田代邦雄，花籠良一，他：SMON（Subacute Myelo-Optico-Neuropathy）後遺症状の「冷感」および「しびれ感」を中心とする異常知覚に対するノイロトロピン注射剤の臨床的有用性の検討：多施設二重盲検比較試験．臨床医薬 8: 833-51, 1992

① 総　説

② 末梢神経障害の保存療法

日本医科大学千葉北総病院麻酔科 ● 金 徹

1　はじめに

　末梢神経障害の症状は多彩であるが，実際には疼痛・しびれなどの感覚障害や筋力低下，萎縮の組み合わせであり，治療にあたっては患者の訴えから最も本人がつらいと感じている症状を汲み取ってゴールを定めることが大切である．そのゴールは「完治」ではなく，生活の質を改善して日常生活を可能にすることである．

　本稿では，末梢神経障害の症状の中でも，主として疼痛に対する保存療法について述べる．

2　日本ペインクリニック学会神経障害性疼痛薬物療法ガイドラインに基づく治療薬の選択

　2016年に本ガイドラインの改訂第5版が発表された．薬物選択のアルゴリズム（図1）[1]が原因疾患に依存しなくなったことがこの改訂の新しい点の一つである．

　第一選択薬のCa^{2+}チャネル$\alpha_2\delta$リガンドは，ガバペンチン（ガバペン®）よりもプレガバリン（リリカ®）のほうが$\alpha_2\delta$サブユニットへの親和性が高く，血中濃度の上昇が直線的で至適用量決定までの期間が短い．また，生物学的利用効率が高く，高用量でも利用率が低下しない[2]．

　「Ca^{2+}チャネル$\alpha_2\delta$リガンド」と「セロトニン・ノルアドレナリン再取り込み阻害薬（Serotonin & Norepinephrine Reuptake Inhibitors：SNRI）あるいは三環系抗うつ薬（Tricyclic Antidepressants：TCA）」を組み合わせて処方することはあるが，最初から第一選択薬すべてを同時に処方することは適切ではない．

　第二選択薬のワクシニアウイルス接種家兎炎症皮膚抽出液（ノイロトロピン®）は副作用が少ないため使いやすいが，効果の出現に時間がかかることがある．トラマドール（トラマール®）は，アセトアミノフェンとの合剤（トラムセット®）を処方すると高い効果が得られるが，後述のごとく，日本ペインクリニック学会のガイドラインではアセトアミノフェンの使用は推奨されていない．

第一選択薬

複数の病態に対して有効性が確認されている薬物

Ca^{2+} チャネル$\alpha_2\delta$リガンド（プレガバリン〔リリカ®〕，ガバペンチン〔ガバペン®〕）
セロトニン・ノルアドレナリン再取り込み阻害薬（デュロキセチン〔サインバルタ®〕）
三環系抗うつ薬（アミトリプチリン〔トリプタノール®〕，ノルトリプチリン〔ノリトレン®〕，
イミプラミン〔トフラニール®〕）

第二選択薬

一つの病態に対して有効性が確認されている薬物

ワクシニアウィルス接種家兎炎症皮膚抽出液（ノイロトロピン®）
トラマドール（トラマール®，＋トラムセット®）

第三選択薬

オピオイド鎮痛薬
（フェンタニル，モルヒネ，オキシコドン，ブプレノルフィンなど）

図1　神経障害性疼痛の薬物療法アルゴリズム
（文献1より改変引用）

3　神経ブロックあるいはトリガーポイント注射

　神経ブロックとは「脳脊髄神経および神経節，交感神経および神経節や神経叢にブロック針を刺入し，直接またはその近傍に局所麻酔薬または神経破壊薬を注入して，神経の伝達機構を一時的または長期的に遮断する方法」と定義される[3]．なお，熱凝固などの方法による神経遮断も神経ブロックに含まれる．

　疼痛が強い場合，特に急激に強くなった場合には神経ブロックの効果が期待される．ただし，帯状疱疹後神経痛などに対しては必ずしも効果があるわけではない．

　しびれに対しての効果については評価が定まっていないが，ペインクリニック治療指針においても非疼痛性疾患にも有効な場合があると記載されている[3]．

　実際に施行しやすい神経ブロックは，硬膜外ブロック，星状神経節ブロック，神経根ブロックである．

　トリガーポイント注射は，トリガーポイントに薬液を投与する手技である．トリガーポイントとは「圧迫や針の刺入，加熱，冷却などによって関連域に関連痛を引き起こす部位」であり，圧痛点とは異なる[4]．

1章 ● 総　説
2. 末梢神経障害の保存療法

表 1　初回処方例

痛みが弱いとき	●プレガバリン（リリカ®）(25) 1C 1× 夕食後 ●ワクシニアウイルス接種家兎炎症皮膚抽出液（ノイロトロピン®）4T 2× 朝夕食後
痛みが弱く，しびれがあるとき	●プレガバリン (25) 1C 1× 夕食後 ●ワクシニアウイルス接種家兎炎症皮膚抽出液 4T 2× 朝夕食後 ●アミトリプチリン（トリプタノール®）(10) 1T 1× 夕食後
痛みが強いとき	●プレガバリン (25) 2C 2× 朝夕食後 ●ワクシニアウイルス接種家兎炎症皮膚抽出液 4T 2× 朝夕食後 ●トラマドール・アセトアミノフェン合剤（トラムセット®）3T 3× 毎食後（あるいは 4T 4× 毎食後，就寝前）
痛みが強く，しびれがあるとき	●プレガバリン (25) 4C 2× 朝夕食後 ●ワクシニアウイルス接種家兎炎症皮膚抽出液 4T 2× 朝夕食後 ●トラマドール・アセトアミノフェン合剤 3T 3× 毎食後（あるいは 4T 4× 毎食後，就寝前） ●アミトリプチリン (10) 1T 1× 夕食後

4　実際の治療

　保存療法は，より侵襲性の低い方法を選択するという観点から薬物療法から開始することが原則である．もちろん，痛みが強い場合には初診時から神経ブロックなどを併用する．

5　薬物療法

　薬剤の選択は前述のガイドラインに従うが，そのアルゴリズムには非ステロイド性抗炎症薬（NSAIDs）やアセトアミノフェンの記載はなく，ガイドラインでは神経障害性疼痛にNSAIDs とアセトアミノフェンは推奨しないとある[1]．ただし，病態に炎症を主体とした侵害受容性疼痛の要素が含まれることが想定される場合には，NSAIDs を併用することの付加価値は考慮される可能性があると慎重に記載されている．一方，アセトアミノフェンには抗炎症作用がないことから推奨しないと記載されており，医学的にはその通りであるが，筆者は試す価値はあると考えている．なお，NSAIDs は腎機能障害をきたすので漫然とした長期投与は避けなければならない．

　症状の主体が痛みの場合には，プレガバリンやトラマドールを主体とし，SNRI あるいはTCA は治療の初期には選択しない．ただし，痛みが慢性化している場合には SNRI あるいは TCA の投与を積極的に検討する．しびれが主体である場合にはプレガバリンと TCA を選択する．

　初回処方例を表1 に示した．なお，筆者はオピオイドの投与は極力避けている．処方する

「超」入門 手術で治すしびれと痛み　**11**

としてもトラマドールかコデインリン酸塩のみである．理由は薬物依存を避けるためである．オピオイドの投与により疼痛が抑えられても必ず耐性が生じ，疼痛を抑えるために投与量を増やさざるを得なくなる．これを繰り返せば必ず薬物依存となると筆者は考えている．ただし，癌性疼痛は例外である．

実際の投与に当たって注意すべきことは以下の通りである．

1）内服歴の確認

すでに上記の薬剤を内服していてプレガバリンなど効果がなかったと患者が評価している場合でも，筆者は処方することがある．その際には投与量は患者が内服していた量よりも「少ない」量で処方することが多い．患者の同意が得られる場合には「効かなかった薬」も選択肢に入る．

2）副作用の説明

特に以下の薬剤については副作用の説明とともに，副作用を軽減させる薬剤も同時に処方する．

●プレガバリン

筆者の経験では，眠気・ふらつきが最も多い．この副作用のために内服を断念する患者もいる．問診で患者の生活環境を確認し，眠気・ふらつきが日常生活に支障をきたさないような処方を工夫する．例えば「1日1回25 mgを夕食後あるいは就寝前」のように最小量で処方を始める．この場合，速やかな臨床症状の改善が期待されないので，患者には「副作用を起こさないようにするために少量から始めるので，効果は実感できない可能性が高い」などと説明をしておく．また，体重増加（Naが貯留しやすい），浮腫，霧視など比較的多い印象がある．上記の副作用を軽減させる薬剤は，筆者の知る限りでは無い．

● TCA

最も多く，ほとんどの症例で起こるのが口渇感である．これを軽減させる薬剤は無い．

●オピオイド（トラマドール）

吐き気（悪心）と便秘が最も多い副作用である．吐き気は内服期間とともになくなってくることが多いが，便秘はなかなか軽減しない．あらかじめ吐き気止めと緩下剤を同時に処方する．吐き気に対しては筆者の経験ではジフェンヒドラミンサリチル酸塩とジプロフィリンの合剤（トラベルミン®）が最も効果がある．

1章 ● 総 説
2. 末梢神経障害の保存療法

6 神経ブロックあるいはトリガーポイント注射

具体的な手技は省略するが，薬液が動脈内に誤投与される可能性の高い手技，例えば星状神経節ブロックでは投与する局所麻酔薬はリドカイン（キシロカイン®）あるいはメピバカイン（カルボカイン®）を選択することが望ましい．作用時間が比較的短く，安全性が高いためである．

なお，神経ブロックは数回施行しても症状の改善が得られなければ漫然と継続するべきではない．トリガーポイント注射も同様である．

7 保存療法の限界

1，2カ月の保存治療によっても症状の改善がまったく得られなければ外科的治療の可能性を考慮すべきである．運動機能障害を伴う場合には速やかに外科医にコンサルトすることが望ましい．一方，外科医には保存治療を熟知することにより，十分な保存治療が行われたのか否かを見極める力量が求められる．

外科医とペインクリニック医が末梢神経障害に関する合同カンファランスを行えば，外科医とペインクリニック医の知識の交換と共有を行うことができ，患者も大きなメリットを得られるであろう．

引用・参考文献

1) 日本ペインクリニック学会神経障害性疼痛薬物療法ガイドライン改訂版ワーキンググループ："13. 神経障害性疼痛の薬物療法"，48-56，（神経障害性疼痛薬物療法ガイドライン改訂第2版：日本ペインクリニック学会神経障害性疼痛薬物療法ガイドライン改訂版ワーキンググループ編．真興交易医書出版部，東京，2016）

2) 日本ペインクリニック学会治療指針検討委員会："III-4. プレガバリン，ガバペンチン"，91-2，（ペインクリニック改訂第5版：日本ペインクリニック学会治療指針検討委員会編．真興交易医書出版部，東京，2016）

3) 日本ペインクリニック学会治療指針検討委員会："I-2. 神経ブロック 総論"，4-5，（ペインクリニック改訂第5版：日本ペインクリニック学会治療指針検討委員会編．真興交易医書出版部，東京，2016）

4) 日本ペインクリニック学会治療指針検討委員会："II-11. トリガーポイント注射"，30-2，（ペインクリニック改訂第5版：日本ペインクリニック学会治療指針検討委員会編．真興交易医書出版部，東京，2016）

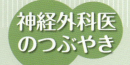

①なぜ，脳神経外科医が末梢神経疾患を知っておかなければならないか

釧路労災病院脳神経外科・末梢神経外科センター ● 井須 豊彦

　わが国における脳神経外科の定義は＜脳神経外科とは脳，脊髄，末梢神経系およびその付属器官（血管，骨，筋肉など）を含めた神経系全般の疾患のなかで，主に外科的疾患の対象となりうる疾患について診断，治療を行う医療の一分野＞とされています．しかしながら，脳神経外科外来では末梢神経疾患に対する診療が一般的には行われていません．脳神経外科医にとって末梢神経疾患の診断，治療に関する知識を得ることは重要です．末梢神経疾患の知識が乏しいと，以下のごとく，誤診の原因となります．

①脊椎脊髄疾患を末梢神経疾患と思って治療

②末梢神経疾患を脊椎脊髄疾患と思って治療

③脊椎脊髄疾患に末梢神経疾患を合併している症例に脊椎脊髄疾患のみ治療

　①は画像診断が普及しているため，頻度は少ないと思われます．②は手術手技に自信がある，あるいは手術難易度が高い脊椎脊髄手術のみに興味がある脳神経外科医が経験しやすい誤診です．③では，脊椎脊髄手術成績が低下し，患者満足度が低くなることが問題となります．

　患者に感謝される優秀な外科医になるためには，本書に記載されている末梢神経疾患の知識をぜひ，身につけなければいけません．

　優秀な外科医になりたいですか？　それとも，手術だけをしたいですか？

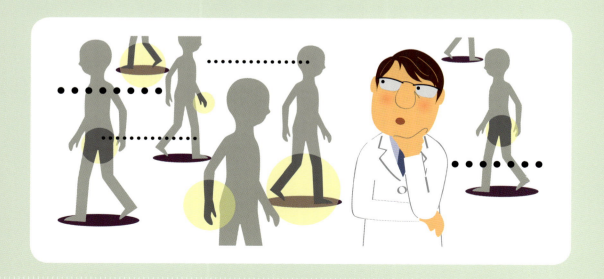

2

上肢末梢神経障害の診断・手術

② 上肢末梢神経障害の診断・手術

1 手根管症候群

A 診断のポイント

日本医科大学千葉北総病院脳神経外科 ● 國保 倫子

1 疫学および原因

　手根管症候群（carpal tunnel syndrome：CTS）は絞扼性末梢神経障害中で最も頻度が高い．中年以降の女性に多く発症し，両側性が多い．半数以上は特発性であり，危険因子として女性，肥満，加齢，手の酷使，妊娠など，背景疾患としては，糖尿病，慢性腎不全，関節リウマチ，末端肥大症，甲状腺機能低下症などがある[1-3]．特発性以外ではガングリオンなどの占拠性病変や骨折後の変形などが挙げられる[4]．

2 臨床症状

　正中神経領域（第1～3指と第4指橈側）にしびれや感覚鈍麻が出現する（図1）．手根管より近位で分岐する手掌枝は障害されないため，母指球の感覚障害がない．神経障害が進行すると，母指対立筋の筋力低下や母指球筋，短母指外転筋の萎縮が出現し，"猿手変形"を呈する．症状は車や自転車の運転，炊事，裁縫などの手首の背屈が持続することで手根管内圧上昇をきたし，悪化する[1, 2]．また，夜間の症状悪化による中途覚醒や，起床時にしびれが強く，手を振るとしびれが改善するとの所見も特徴的である．

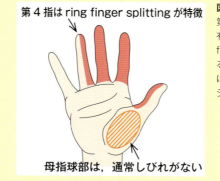

図1　手根管症候群の臨床症状
第1指～第4指橈側にしびれを有する（赤色部）．第4指はring finger splitting（→）を呈することが特徴である．母指球部は通常，しびれはない（オレンジ斜線部）．

3 臨床診断

　指先のしびれのうち，第4指のring finger splittingを認めることで，(手根管部とは断定できないが) 正中神経障害であることを確認でき，頚椎疾患などとの鑑別に有用である．

　Phalenテスト（手関節掌屈位）やreverse Phalenテスト（合掌肢位）は手根管内圧上昇による負荷テストだが，正常者でもreverse Phalenテストでしびれが誘発されることがあり，注意が必要である[5, 6]．また，手根管部でのTinel様徴候や母指の対立運動障害により，母指と示指で作るOKサインが不整になることも診断の一助となる[1, 4]（図2）．

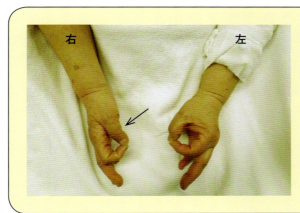

図2　OKサイン不整
母指対立運動障害によってOKサインが不整になる（右手，→）．

Check! 指先のしびれのうち，第4指のring finger splittingを認めることで，(手根管部とは断定できないが) 正中神経障害であることを確認でき，頚椎疾患などとの鑑別に有用である．

4 電気生理診断

　臨床的に手根管症候群が疑われる場合，神経伝導検査が推奨されるが[1-3, 5]，軽度から中等度の障害例では正常なこともあるので注意を要する．Basiriら[3]は，終末潜時の延長が特に診断には有用であり，motor studyのdistal latencyは4.2 ms以上，nerve conduction velocityは49 m/s以下を異常とし，sensory studyのdistal latencyは3.5 ms以上を異常としている．

5 画像診断

　手根管撮影は変形性病変を，MRIやエコーは占拠性病変の診断や，特発性手根管症候群における正中神経の腫大を観察するのに有用である．

6　保存療法

　内服治療は，ビタミン B6 や B12，NSAIDs，プレガバリン，ステロイドの経口投与や局注が有効なこともある[1,2]．手関節を中間位に固定する脱着可能な装具により症状改善が得られることもあり，30～35％で自然軽快が認められる[1]．

> 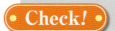 手関節を中間位に固定する脱着可能な装具により症状改善が得うれることもあり，30～35％で自然軽快が認められる．

7　外科治療

　保存療法で症状が改善せず，持続するしびれや痛み，麻痺や筋萎縮を認める場合には外科治療を考慮する．直視下や内視鏡下手術などさまざまな報告がある中，われわれは局所麻酔下で顕微鏡下に神経剥離術を行っている．

引用・参考文献

1) 小林祥泰：標準的神経治療：手根管症候群．神経治療 25: 65-84, 2008
2) 吉井雄一：手根管症候群．Peripheral Nerve 26: 243-5, 2015
3) Basiri K, Katirji B: Practical approach to electrodiagnosis of the carpal tunnel syndrome: A review. Adv Biomed Res 4: 50, 2015
4) 酒井昭典：上肢絞扼性神経障害．脊椎脊髄 24: 509-14, 2011
5) Werner RA, Bir C, Armstrong TJ: Reverse Phalen's maneuver as an aid in diagnosing carpal tunnel syndrome. Arch Phys Med Rehabil 75: 783-6, 1994
6) 長尾聡哉：Phalen テスト．脊椎脊髄 28: 294-6, 2015

② 上肢末梢神経障害の診断・手術

１ 手根管症候群

B 局所麻酔下での手根管開放術 ―整形外科の現場から

日本医科大学千葉北総病院整形外科 ● 萩原 祐介

　症例は 60 歳女性の左手根管症候群．左正中神経領域に限局したしびれがある．感覚障害の程度は SW フィラメント* で 4.56_red と防御知覚の脱失を認めた．手根管部に Tinel 様徴候を認め，Phalen テスト陽性．手関節装具を用い保存的に経過を見ていたが，母指球筋の萎縮が生じ対立動作が行いにくくなってきたため手術となった．

1 セッティング，体位

R 先生 ターニケットは使いますか？

H 先生 原則使います．Bunnell の言葉に，"A jeweler can't repair a watch in a bottle of ink and neither can we repair a hand in a pool of blood." [1] というのがある通りです．手術は局所麻酔ですが，ターニケットペインが生じ始めるまでの 20 ～ 30 分で多くの場合は除圧が完了します．

R 先生 なるほど，難しいですね．ターニケット圧の設定はどうしましょうか？

H 先生 これは一概に言えません．体格，血圧，ターニケットカフのサイズ・種類や位置で変わるからです．局所麻酔の上肢手術では収縮期血圧に 50 ～ 80 mmHg を足した数値にしています．患者が我慢できないときは使用せず，バイポーラで適宜止血を

＊ SW フィラメント（Semmes-Weinstein monofilaments）
触圧覚の閾値を調べることで，神経損傷レベルや程度を把握する検査法[2]．フィラメントを皮膚に押し当てる力を一定にしなくても，フィラメント自身がもつ物理的硬性により，一定した圧刺激を加えることができる．太さが異なるフィラメントを用いることで段階評価を行えるが，太さによって色分けしてある．今回は 4.56 の赤色のフィラメント（つまり太いフィラメント）が閾値であった．

Y 先生 「手外科手術の名人」と呼ばれている指導医．
H 先生 整形外科専門医を取得し，脊髄末梢神経の専門医を目指す．
R 先生 整形外科専門医を目指している．

「超」入門 手術で治すしびれと痛み　19

行います．

R先生 わかりました．

H先生 では，体位はどのようにしますか？

R先生 仰臥位で手台を用いて，肩関節を90°外転，手掌が上を向くように行います．

H先生 そうですね．手術中に手関節の角度を変えますので，四角巾かタオルを下に敷きましょう．後で述べますが，先に手根管遠位を除圧しますので，術者の利き手と患側に合わせて座る位置を決めます．ここでは頭側ですね．

R先生 わかりました．では局所麻酔を打ってよいですか？

H先生 この手術は表面解剖が非常に重要になりますので，その前にランドマークに印を付けましょう．

2　皮膚切開

H先生 手根管を構成する屈筋支帯はどこを走行していますか？

R先生 内側が豆状骨から有鉤骨鉤まで，外側が舟状骨から大菱形骨までです．

H先生 その通り！　これらの骨は触知可能です．大菱形骨が触れにくいときは背側からよく触ってください．有鉤骨鉤は図1の①の線，いわゆる Kaplan's cardinal line からも見当がつきます．これらは非常に有用で，正中神経反回枝や示指・小指の指神経の走行の目安となります．手術の都度，局所麻酔を打つ前に印を付けましょう．

R先生 わかりました．

H先生 こうなると，自ずと皮膚切開の範囲が見えてくるでしょう？

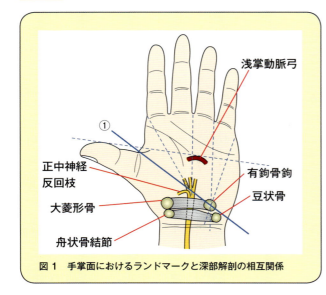

図1　手掌面におけるランドマークと深部解剖の相互関係

Tips
原則，ターニケットを使用する．多くの場合，ターニケットペインが生じ始めるまでの20～30分で除圧が完了する．

Check!
手根管部の手術は表面解剖が非常に重要になるため，先にランドマークに印を付けておく．

R先生 はい．屈筋支帯の直上で遠位は反回枝の部位まででよいでしょうか？

H先生 そうですね．正中神経掌側枝が橈側寄りに出ることが多いため，人によっては正中神経のやや尺側からアプローチすることもあります．尺側に寄り過ぎるとギオン管に達してしまう恐れがあるので，私は正中皮線上か，ない場合には母指球皮線の5mm尺側から進入します．近位は手首皮線を越えると瘢痕が強くなるので，なるべく越えないようにしましょう（図2）．

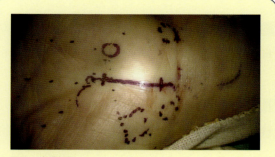

図2　皮膚切開

R先生 では，今度こそ局所麻酔を打ってよいですか？

H先生 そうですね．疼痛の少ない手首皮線部から打ち始めて，広げていきましょう．余裕があれば手根管内にも注射してください．

3　手根管開放[3, 4)]

R先生 小さな皮膚切開だと深部が見えるか不安です……．

H先生 時には無理をせずに皮膚切開を延長することも重要ですが，バネ式開創器〔バネ助くん®（アラタ社）など〕を用いると非常に楽になります．無影灯の投射角をこまめに調整してもらってください．事前に滅菌準備をしたペンライトや関節鏡のライトを用いることも有用です．

R先生 本当だ，よく見えますね．他に気を付けることはありますか？

H先生 ターニケットを用いても，手術用ルーペや顕微鏡で確認できる微細血管をしっかり止血してください．

R先生 わかりました．脂肪層の下に縦走する手掌腱膜が見えますね（図3A）．ということは，この下層に屈筋支帯があるということですね．

H先生 その通りです．屈筋支帯は横走しているので容易に識別できますね（図3B）．

R先生 屈筋支帯の下には正中神経が走っているのですよね……．傷を付けてしまわないか

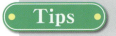
Tips　微細血管をしっかり止血する．

心配です．

H先生 癒着が強いこともあるので，ここではやや尺側寄りを切開しましょう．組織が変わったときはメスの刃先の感覚が変わります．注意深く感じ取って．

R先生 できました，これが神経でしょうか（図3C）？

H先生 そうです，屈筋支帯の一部が開窓されましたね．そのまま支帯の遠位部を先に開放しましょうか．

R先生 それはなぜでしょうか？

H先生 多くの場合，支帯の近位部が最狭窄部位になります．先に近位を除圧すると，圧迫を受けていた神経が浮き上がり，遠位で再狭窄を起こし除圧がやや困難となるからです[3]．

R先生 できました，遠位の除圧は完了ですね（図3D）．

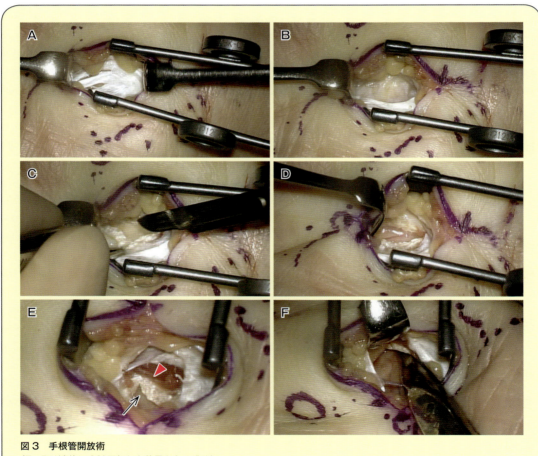

図3　手根管開放術
（E，Fは遠位に90°回転した位置からの眺め）

H先生 では，近位に移りましょう．手指の延長線上に座る位置を90°移動してください．遠位から覗きこむように．そして手背側で四角巾を丸め，手関節を屈曲しましょう．

R先生 とてもよく見えるようになりました（図3E）．近位の支帯を切ってもよいですか？

H先生 いきなり切ると近くを走行する掌側枝を巻き込むことがあります．まず支帯の表層（図3E，▶）と深層（図3E，→）のそれぞれを剪刀やエレバを用いて剥離し，それから切りましょう．

R先生 本当だ，安心して剪刀で切ることができますね（図3F）．

H先生 これで除圧は完了です．では周囲の癒着をもう少し剥離し，反回枝を確認したら，駆血を解除して洗浄・閉創しましょう．

4 その他，補足事項

R先生 手術後に気を付けることはありますか？

H先生 患者さんには術前に説明しますが，屈筋支帯が付着する"柱"となる手根骨周囲の疼痛が生じることがあります．これを pillar pain と言います．

R先生 治るのでしょうか？

H先生 ほとんどの場合，3〜6カ月以内に自然に治ります．疼痛がある間は荷重をかけないように指導します．

R先生 そういえば，正中神経の周りがなんだかネバネバしていましたね．

H先生 滑膜が増殖していたのですね．ばね指と手根管症候群の合併が多い所以です．

Y先生 手掌全体が腫れているような場合や透析患者さんなどでは，神経や屈筋腱周囲に増殖した滑膜を切除したほうが早い回復を示しますよ（図4A）．

R先生 こんなに増大することもあるのですね！

H先生 運動神経である反回枝は母指球筋をコントロールします．全例で確認する必要はありませんが，母指球筋の萎縮が著明な例ではしっかりと確認して剥離操作を加えるのがよいでしょう．時には屈筋支帯を貫くこともあるので，しっかり確認し，そのような際には支帯のみを切開し十分に剥離してください（図4B）．

R先生 やはり尺側寄りから屈筋支帯の開放をするのが安全ですね．

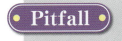

Pitfall 屈筋支帯の遠位部を先に開放する．先に近位を除圧すると，圧迫を受けていた神経が浮き上がり，遠位で再狭窄を起こし除圧がやや困難となる．

Y先生 母指球筋の萎縮が重度の患者さんでは，除圧だけでは感覚回復は見込めても対立運動の回復が見込めないことがあります．Camitz法[5]に代表される対立再建（腱移行）についても勉強してみてください（図4C）．

R先生 わかりました，奥深いなぁ〜．頑張ります！

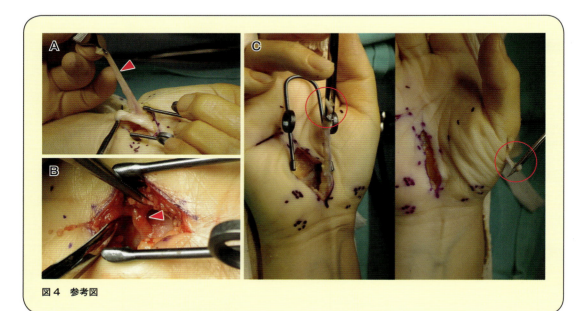

図4　参考図

引用・参考文献

1) Bunnell S: Surgery of the Hand 2nd ed, JB Lippincott, Philadelphia, 1948, pp627
2) Gelberman RH, Szabo RM, Williamson RV, et al: Tissue pressure threshold for peripheral nerve viability. Clin Orthop Relat Res 178: 285-91, 1983
3) 吉津孝衛：観血的手根管開放術の手技 手掌小皮切メスとハサミ，屈筋支帯切離（図説）．末梢神経を語る会記録 33: 9-16, 2011
4) 津下健哉：手根管症候群の治療．私の手の外科 手術アトラス 改訂第4版．南江堂，東京，2006, p497-500
5) Camitz H: Surgical Treatment of paralysis of opponens muscle of thumb. Acta Chir Scand 65: 77-81, 1925

❗ 手術に際しての重要ポイント

1. 表面解剖の理解がとても重要．麻酔を打つ前にマーキングを．
2. 近位の皮膚切開は手首皮線をなるべくまたがない（必要なときはジグザグ皮膚切開を用いる）．
3. 皮膚切開・屈筋支帯の切開は，正中神経のやや尺側を意識する．
4. 屈筋支帯の近位を開放する際には，屈筋支帯の表層・深層の両方を剥離してから行う．

② 上肢末梢神経障害の診断・手術 **Web**

① 手根管症候群

C 局所麻酔下での手根管開放術 ─われわれの手術法

日本医科大学千葉北総病院脳神経外科 ● 國保 倫子

　症例は，74 歳女性の右正中神経障害．右第 1 〜 4 指橈側にしびれ，軽度の対立運動障害あり．手根管部に Tinel 様徴候があり，Phalen テストが陽性であった．電気生理学的検査にて手根管部での正中神経障害があり，手根管症候群と診断した．手首の安静や投薬などの保存的治療の効果がなく，手術加療を行うことになった．

1 セッティング，体位

S先生 手術は局所麻酔で行います．

R先生 局所麻酔で行うメリットは何ですか？

S先生 全身麻酔が行いにくい高齢者や合併症がある患者にも手術を行うことが可能です．また局所麻酔の手術では，手術中に神経が除圧されることによる症状の改善を，患者さんに直接確認することができるので，それ以上の過剰な処置を避けることができます．

R先生 ターニケットは使いますか？

S先生 ターニケットを使用しなくても，手術用顕微鏡を用いて慎重に止血すれば，手術は可能です．慣れれば 30 〜 40 分程度で手術が終了します．

> **Tips**
>
> ターニケットを使用しなくても，手術用顕微鏡を用いて慎重に止血すれば，手術は可能．慣れれば 30 〜 40 分程度で手術が終了する．

R先生 わかりました．

S先生 体位はどのようにしますか？

R先生 仰臥位で，掌が真上を向くように固定します．

> **I先生** 脊髄末梢神経疾患の診断と治療を専門にする指導医．
> **S先生** 脳神経外科専門医を取得し，脊髄末梢神経の専門医を目指す．
> **R先生** 脳神経外科専門医を目指している．

「超」入門 手術で治すしびれと痛み　25

S先生 そうですね．最初に中枢側を除圧するので，右利きの術者の場合，まず患肢の末梢側が術者の右側になるように座って，中枢側の除圧を行い，その後，反対側に移動して末梢側の除圧を行います．

I先生 手が回内してこないように母指も一緒に固定することが大事です．手術中に手が回内してくると，思いがけず尺側にアプローチしてしまうことがあるので，手術中も手の向きに注意する必要があります[1]（図1）．

2 皮膚切開

S先生 皮膚切開はどのようにしますか？

R先生 ええと……，縦切開です．

S先生 そうですが，もう少しメルクマールを説明してください．皮膚切開はどれくらいの長さにしますか？　その際の注意点は？

R先生 ……．

S先生 注意点はいくつかあります．①掌動脈弓損傷を避けるために Kaplan's cardinal line（豆状骨と母指基部を結ぶ線）を越えない，②術後の屈曲拘縮の原因となるので皮膚切開は遠位掌側手首線（手首の遠位の皺）を越えない，③掌側知覚枝の損傷を避けるため，第3・4指間に向けて皮膚切開を置く[1, 2]．

以上のことに注意して，実際の皮膚切開は遠位掌側手首線の正中から第3・4指間に向けて 15 〜 20 mm 程度の皮膚切開で手術を行います（図2）．

R先生 ずいぶん小さいですね．

I先生 鉤で創部を展開し，顕微鏡に角度を付けてみれば，十分に手術は可能な大きさですが，慣れない間は傷の小ささにあまりこだわる必要はありません．

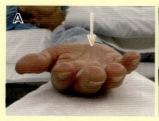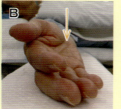

図1　手の向き
A：正中位で固定し，正中へアプローチする．
B：回内してしまうと，一見正中へアプローチしても徐々に尺側へアプローチしてしまうことになる．

> **Tips**
> 手が回内してこないように母指も一緒に固定する．

3 正中神経へのアプローチ

R先生 皮膚切開から，正中神経に到達するまでに注意することはありますか？

S先生 皮膚を切開し，皮下脂肪を除去すると長掌筋腱が露出します．先刃で慎重に切開剥離しながら進むと，白色の硬い屈筋支帯がでてきます（図3）．これもメスで1層ずつ慎重に剥離すると正中神経が見えてきます（図4）．このときに，正中神経の正中にアプローチすることが重要です．

R先生 わかりました．

S先生 正中神経の一部が露出されたら，剥離子で正中神経と屈筋支帯の間を剥離して，先細のハサミが入るスペース確保しましょう．

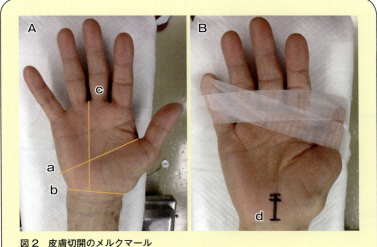

図2 皮膚切開のメルクマール
a：Kaplan-Cardian line，b：遠位掌側手首線（distal wrist crease：DWC）．
c：DWCの中点と第3・4指間を結んだ線，d：皮膚切開（15〜20mm程度）．

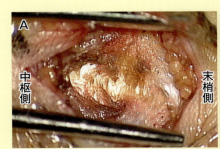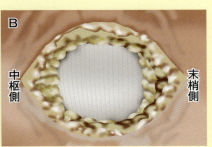

図3 長掌筋腱を剥離すると白い屈筋支帯が露出
A：術中写真，B：イラスト．

4 神経剥離

R先生 このやわらかいのが神経ですか？

S先生 そうです．先細のハサミを慎重に挿入して，まずは中枢側へ向けて屈筋支帯を切っていきます．このとき，ハサミの先端を上に向けて切断することで，神経周膜の損傷を防ぐことができます（図5）．

R先生 屈筋支帯を切断していますが，非常に厚く，硬いです．神経への圧迫が強いです．

S先生 このときに正中神経の正中を意識し，神経線維の走行に沿って平行に切離することが重要です．橈側に掌側知覚枝が走行していることがあり[4]，損傷しないように注意してください．

顕微鏡を振って，blindによる操作にならないように気を付けてください．

I先生 屈筋支帯は近位手根線近傍まで存在しますが，ハサミで切っていくと，屈筋支帯が薄くなり，除圧されるのを指先に感じることができます（図6）．

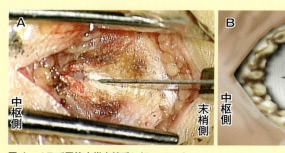

図4 メスで屈筋支帯を慎重に切っていく
A：術中写真，B：イラスト．

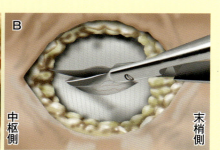

図5 屈筋支帯を中枢側へ切る
A：術中写真，B：イラスト．神経を損傷しないように，ハサミの先端を上に向けて切っていく．

R先生 わかりました．いま抜けるような感じで除圧されました．

S先生 それでは次に末梢側を除圧しましょう．面倒がらず，反対側へ回って除圧します．同様に神経の正中を意識して，除圧しましょう（図7）．

R先生 わかりました．同様に先細のハサミで屈筋支帯を切っていきます．やはり屈筋支帯は硬いですね（図7）．

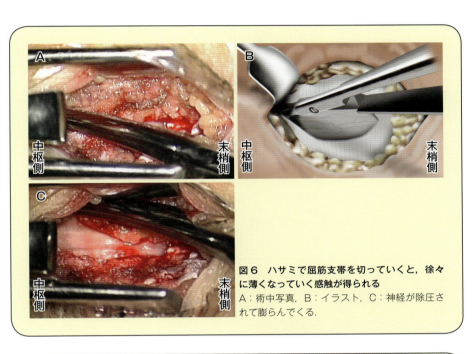

図6 ハサミで屈筋支帯を切っていくと，徐々に薄くなっていく感触が得られる
A：術中写真，B：イラスト，C：神経が除圧されて膨らんでくる．

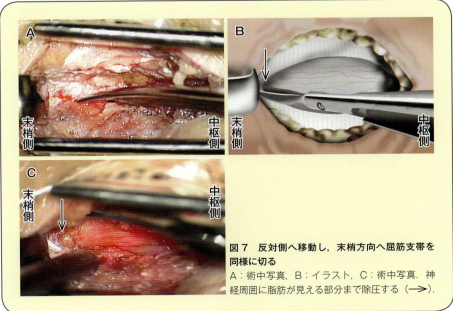

図7 反対側へ移動し，末梢方向へ屈筋支帯を同様に切る
A：術中写真，B：イラスト，C：術中写真．神経周囲に脂肪が見える部分まで除圧する（➡）．

屈筋支帯は徐々に薄くなっていきますが，どこまで除圧すればよいのですか？

I先生 神経周囲に圧迫がなくなり，脂肪が見えてくるまで除圧してください．

S先生 正中神経の橈側の屈筋支帯を切っていくと，反回運動枝を損傷する危険があり[3]，術後の運動障害のリスクとなります．ここでもしっかり正中を意識し，顕微鏡を振って blind にならなように注意してください．

R先生 神経周囲に脂肪が見えるところまで除圧し，神経がふくらんできました（図7C）．

I先生 屈筋支帯を切って除圧しましたが，正中神経のふくらみはまだ十分ではなく，神経の除圧は不十分ですね．正中神経から屈筋支帯を剥離して，屈筋支帯の断端をマイクロ用ハサミで切除しましょう．

R先生 だいぶ除圧できました．

S先生 よく見ると，まだ薄い膜で神経が少し圧迫されていますね．その部分を先細のハサミで慎重に除圧し，external neurolysis を追加してください（図8）．

R先生 しっかり除圧されて，最初白色だった神経も血流が回復してピンクになりました（図9）．患者さんの自覚症状も改善してきたようです．

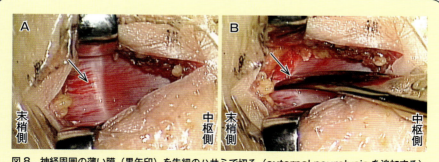

図8　神経周囲の薄い膜（黒矢印）を先細のハサミで切る（external neurolysis を追加する）

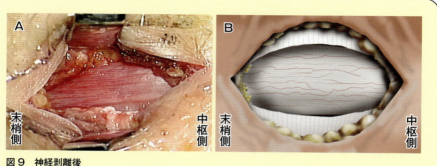

図9　神経剥離後
A：術中写真，B：イラスト．神経全体がふくらみ，血流が回復によりピンク色になった．

S先生 いいですね．それでは，術野内を十分に生理食塩水で洗浄し，バイポーラで止血を行い，4-0 ナイロンでマットレス縫合し，閉創してください．

R先生 固定はどのくらい必要ですか？

S先生 術後はガーゼおよび弾性包帯により数時間圧迫して，その間はなるべく下へはおろさないように指導します．手術直後から手の使用は許可しますし，特に外固定は行いません．

R先生 わかりました．ありがとうございました．

引用・参考文献

1) 金　景成：脳神経外科医として知っておきたい絞扼性末梢神経障害：診断から治療まで（総説）．脳外誌 43: 387-97, 2015
2) Taleisnik J: The palmar cutaneous branch of the median nerve and the approach to the carpal tunnel. J Bone Joint Surg 55A: 1212-7, 1973
3) Lilly CJ: Severanve of the thenar branch of the median nerve as a complication of carpal tunnel release. J Hand Surg 10A: 399-402, 1985
4) MacDonald RI: Complications of surgical release for carpal tunnel syndrome. J Hand Surg 3: 70-6, 1978

❗ 手術に際しての重要ポイント

1．体位は，創部に真上からアプローチできるように，手が回内しないよう固定する．
2．皮膚切開は橈側から分岐している反回枝と掌側枝を損傷しないようにおく．
3．解剖学的変異が存在する可能性があり，顕微鏡下に手術を行うことが望ましい．
4．屈筋支帯切断の際は，正中神経の正中を意識し，神経の橈側を剥離しないようにする．
5．外見上の絞扼の解除，症状の軽減，拍動の出現，神経の色調を確認し，除圧は完了．

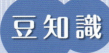

①上腕部絞扼性正中神経障害

日本医科大学脳神経外科 ● 森本 大二郎

はじめに

　正中神経（median nerve）の絞扼性神経障害は，手根管症候群が代表的で最も頻度が高いが，頻度は低いものの，他部位での正中神経障害も起こり得る．前骨間筋神経麻痺や回内筋症候群などの前腕部での絞扼性正中神経障害が知られているが，上腕部にも起こり得るので，診療に際し念頭に置く必要がある．

頻　度

　上腕部における絞扼性正中神経障害の頻度は低く，Gessini らは238例の絞扼性正中神経障害のうち，ligament of Struthers による1例（0.4％）のみであったと報告した[1]．Ligament of Struthers は，上腕骨内側上顆の7 cm中枢側に発生する骨棘（supracondylar process）と上腕骨内側上顆の間の fibrous band で，これらにより形成される空間を正中神経と上腕動脈が走行し，同部位にて圧迫され得る[1-4]．その他の原因としては，外傷，松葉杖や睡眠時の圧迫，解剖学的破格，上腕骨骨折，透析患者のシャントによる圧迫，上腕動脈からのカテーテル挿入や抗凝固薬による血腫，上腕動脈瘤および静脈瘤が報告されている．われわれも，上腕筋と上腕二頭筋の間の筋膜による絞扼性正中神経障害の1例を報告している[5]．

診　断

　手根管部より中枢側で母指球の皮膚感覚を支配する palmar branch が分枝する．母指球部のしびれがある場合には，手根管部よりも高位の正中神経障害を示唆する症状である．上腕部絞扼性正中神経障害の診断においても，Tinel 様徴候が有用である（図1）．正中神経障害を示唆する神経症状を有するものの，手根管症候群や前腕部の絞扼性正中神経障害が否定された場合には，上腕部の正中神経の走行に沿って Tinel 様徴候の存在を確認する．本病態が疑われたら，ガングリオン，上腕骨の変性変化，血管病変などの器質的病変を画像検査により検索する必要がある．電気生理学的検査は，手根管症候群の診断に関しては gold standard なものとなっているが，上腕部での正中神経障害では確立していない．

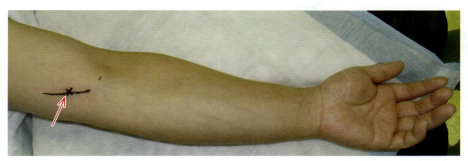

図1　左側高位正中神経障害の1例
肘関節より中枢側で，上腕二頭筋と上腕筋の間にTinel様徴候が存在していた．
（文献5を改変）

治療

　治療は，他の絞扼性神経障害同様に，ビタミンB12や神経障害性疼痛治療剤などの薬物療法，外的圧迫などの誘因除去などの保存的治療が第一選択である．保存的治療に抵抗する場合には，それぞれの病態に応じた外科的治療の適応となる．

引用・参考文献

1) Gessini L, Jandolo B, Pietrangeli A: Entrapment neuropathies of the median nerve at and above the elbow. Surg Neurol 19: 112-6, 1983
2) Struthers G: On a peculiarity of the humerus and humeral artery. Monthly J Med Sci 28: 264-7, 1848
3) Struthers G: On the processus supra-condyloideus humeri of man. Trans Int Congr London 1: 148-52, 1881
4) Thomsen PB: Processus supracondyloidea humeri with concomitant compression of the median nerve and the ulnar nerve. Acta Orthop Scand 48: 391-3, 1977
5) Morimoto D, Isu T, Kim K, et al: Proximal entrapment neuropathy of the median nerve above the elbow? Case report. J Nippon Med Sch 82: 287-9, 2015

② 上肢末梢神経障害の診断・手術

② 肘部尺骨神経障害

A 診断のポイント

日本医科大学脳神経外科 ● 森本 大二郎

1 肘部尺骨神経障害とは

　尺骨神経（ulnar nerve）は肘部で絞扼されることが最も多く，肘部尺骨神経障害と言われる．以前は肘部管症候群と呼ばれていたが，肘関節周囲で尺骨神経は，①arcade of Struthers，②筋間中隔，③上腕骨内側上顆，④肘部管，⑤Osborne's band の5カ所で絞扼され得ることから[1]，一般的に用いられている "肘部管症候群" よりさまざまな病態を含めた "肘部尺骨神経障害（ulnar neuropathy at the elbow）" の使用が提唱されている．これら絞扼部位の中では Osborne's band や肘部管での絞扼が多い[1,2]（図1）．

> **Check!** 一般的に用いられている "肘部管症候群" よりさまざまな病態を含めた "肘部尺骨神経障害" の使用が提唱されている．

2 臨床症状

　尺骨神経領域（第4指尺側と第5指，手掌および手背の尺側）にしびれや感覚鈍麻などの異常感覚が出現する（図2）．さらに神経障害が進行すると，母指内転筋，小指外転筋，小指対立筋，背側骨間筋などの尺骨神経の支配筋の筋力低下が出現する．筋力低下が進行し支配筋の筋萎縮が認められるようになると "鷲手変形" を呈するようになる．尺骨神経に伴う麻痺は，ゆっくり進行するため，時に自覚していないことがあったり，巧緻運動障害を訴えることもあり，注意が必要である．

> **Pitfall** 尺骨神経に伴う麻痺は，ゆっくり進行するため，時に自覚していないことがあったり，巧緻運動障害を訴えることもあり，注意が必要である．

3 診断

　まずは上記のような特徴的な臨床症状から診断のてがかりをつける．尺骨神経に沿って打腱器などで軽く叩き環指と小指へ放散する Tinel 様徴候が確認できたら，同部に絞扼が存在する可能性が高い．肘関節屈曲により肘部管内圧が上昇することから，肘関節屈曲で症状の

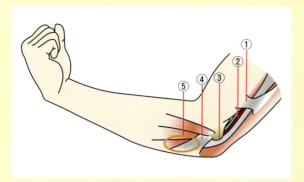 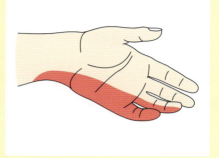

図1 肘関節周囲の尺骨神経の絞扼部位（文献7を参考に作成）
① Arcade of Struthers, ②筋間中隔, ③上腕骨内側上顆, ④肘部管, ⑤ Osborne's band による絞扼部位（◯）.

図2 尺骨神経障害のしびれの範囲

再現をみる elbow flexion test や，肘関節屈曲負荷で Tinel 様徴候の有無を調べる方法も診断には有用である[3,4]．

画像検査では，単純 X 線撮影検査で変形性肘関節症や外傷などによる肘関節の変形を，MRI やエコーによりガングリオンなどの占拠性病変などを評価する．

確定診断には神経伝導検査が有用である．導出電極は小指外転筋に設置し，導出電極から 7 cm の手首点，肘部より末梢（肘下点）と中枢側（肘上点）の 3 点間刺激を行う．肘部尺骨神経障害の場合には，肘上点刺激での導出電位低下，手首点～肘下点より肘下点～肘上点の運動神経伝導速度と振幅が低下する．通常は 3 点間刺激により診断可能である．しかし，神経伝導検査では正常なこともあるので，特徴的な臨床症状や理学所見を含めて総合的に診断する必要がある．

4 鑑別診断

尺骨神経の末梢側障害であるギヨン管症候群（2章，豆知識②〔p.55〕参照）や，尺側手指のしびれが出現する頚椎疾患，胸郭出口症候群などと鑑別を要する．

i ）頚椎疾患

Jackson test および Spurling sign による症状の誘発や増悪があれば，頚椎疾患による下位神経根障害（特に C8 神経根障害）である可能性が高く，脊髄病変であれば C6/7 レベル（C8 髄節），神経根障害であれば C7/Th1 椎間孔での C8 神経根の状態を確認する．脊髄病

変でも頚椎の動的要素が関与していたり，C7/Th1椎間孔での神経根圧迫性病変でMRIで指摘し難い場合には，頚椎CTミエログラフィー（中間位，後屈位）を考慮する．

ii）胸郭出口症候群

胸郭出口症候群は腕神経叢や鎖骨下動脈圧迫が病態の主体であるが，特に前斜角筋症候群の下位神経幹圧迫によるものでは感覚障害がC8，Th1領域に発生しやすい．理学検査としてはAdson test，Wright test，Morley test，Roos testが代表的である．しかし，確立した診断法がなく，除外診断が主であることは否めないが，念頭に置くべき疾患の一つである．

5 治　療

しびれのみで筋力低下や筋萎縮が認められない場合は，まずは保存的治療が選択される．薬物療法は従来のビタミンB12製剤や消炎鎮痛薬，各種の神経障害性疼痛治療薬を適宜用いる．肘部における尺骨神経の絞扼部位の一つであるOsborne's bandは内上顆から肘頭に付着する線維骨性筋膜で肘関節の屈曲により伸張され，同時に内側側副靱帯が内側へふくらむことで肘部管の内圧が上昇するため[5,6]，肘関節の屈曲を避けるような生活指導や肘関節屈曲を制限する装具（スプリント）を使用する．Serorらは肘関節を屈曲制限する装具を6カ月間，夜間に装着することで，全例で症状の改善が得られたと報告している[7]．

保存的治療にて症状の改善が得られず，コントロール困難な持続するしびれ・疼痛などの感覚障害，筋力低下や筋萎縮などの運動障害を認める場合には外科的治療を考慮する．

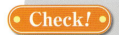
肘関節を屈曲制限する装具を6カ月間，夜間に装着することで，症状の改善が得られたとの報告がある．

引用・参考文献

1) 橘　滋國：脊椎・脊髄疾患と上肢末梢神経疾患の鑑別診断．脊椎脊髄 21: 898-903, 2008
2) 森本大二郎，井須豊彦，金　景成，他：脊椎脊髄疾患と鑑別を要する上肢絞扼性末梢神経障害の診断・手術治療：肘部管症候群の診断と治療について．脊椎脊髄 25: 1105-10, 2012
3) Buehler MJ: The elbow flexion test; a clinical test for the cubital tunnel syndrome. Clin Orthop 233: 213-36, 1988
4) Kimura J: Principles and pitfalls of nerve conduction studies. Ann Neurol 16: 415-29, 1984
5) Iba K: Intraoperative measurement of pressure adjacent to the ulnar nerve in patients with cubital tunnel syndrome. J Hand Surg 31: 553-8, 2006
6) Green JR: The cubital tunnel: anatomic, histologic, and biomechanical study. J Shoulder Elbow Surg 8: 466-70, 1999
7) Seror P: Treatment of ulnar nerve palsy at the elbow with a night spling. J Hand Surg 75: 322-7, 1993

② 上肢末梢神経障害の診断・手術

② 肘部尺骨神経障害

B 皮下前方移行術を中心に —整形外科の現場から

日本医科大学千葉北総病院整形外科 ● 萩原 祐介

　症例は 79 歳男性の左側（利き手）肘部尺骨神経障害．3 年前より尺骨神経領域にしびれを自覚，最近つまみ動作が困難となった．知覚は SW フィラメント（2 章 1-B〔p.19〕参照）で 4.56_red と低下し，ピンチ力は健側（非利き手）の約半分に低下していた．肘部管部に Tinel 様徴候を認め，生理機能検査で肘部管部での神経絞扼を疑った．X 線撮影で変形性関節症もあり，神経移行術を行うこととなった．

1 セッティング，体位

R 先生 ターニケットは使いますか？

H 先生 手根管症候群（2 章 1-B〔p.19〕参照）の際に話した通り，原則用います．近位まで展開するので，滅菌したターニケットを準備します．ターニケットペインが生じないように，全身麻酔もしくはクーレンカンプ法での腕神経叢ブロックで手術を行います．

R 先生 腕神経叢ブロックは気胸などの合併症が怖くないですか？

H 先生 エコーガイド下のブロック[1] が普及してからは安全性が非常に高まりました．半日程度のセミナーが行われているので，今度参加してください．この手技を習得すると，ほぼすべての上肢手術に対応できるため有用ですよ．

R 先生 この手術が終わったら早速申し込んできます．

H 先生 もう一つ，日本語訳版はすでに絶版となりましたが，Winnie 著の"腕神経叢ブロ

> **Check!** 腕神経叢ブロックでは気胸などの合併症が起こり得るが，エコーガイド下のブロックが普及し，安全性が高まっている．

I 先生 「手外科手術の名人」と呼ばれている指導医．
H 先生 整形外科専門医を取得し，脊髄末梢神経の専門医を目指す．
R 先生 整形外科専門医を目指している．

ック"[2] は腕神経叢を理解するためには必読です．

R先生 必読なのに絶版なのですか？　それは今度貸してください．先生，ターニケット圧の設定はどうしますか？

H先生 全身麻酔や腋窩より近位の伝達麻酔では一律 250 mmHg で設定します．後で述べますが，血管内に多少の血液を残したいので，エスマルヒ包帯をやや緩めに巻いた後に駆血します．

R先生 わかりました．

H先生 では患肢を手台に乗せ，術者は患者の尾側に座ってください．頭側に座る助手側からは術野が見えにくいので覗きこむ体勢になります．ターニケットをできるだけ上腕近位に引き上げ駆血しましょう．

2　皮膚切開

H先生 この手術も表面解剖は重要ですので，上腕骨内上顆と尺骨神経を確認してください．

R先生 この内上顆後方にコリコリと触れるものが神経でしょうか？

H先生 そうです．体格によりますが，多くの場合は触知可能です．

R先生 尺骨神経の走行に沿った弓状の皮膚切開でよいですか？

H先生 はい．近位は arcade of Struthers から，これは内上顆の約 8 cm 近位に位置すると言われます．そして遠位は尺側手根屈筋（flexor carpi ulnaris muscle：FCU）の筋膜入口部まで約 4 cm と十分に長い皮膚切開を置きましょう．

R先生 小さい傷ではダメなのでしょうか？

H先生 手術方法は症例により使い分ければよいですし，Osborne 法に代表される単純除圧術は小さい傷でもよいでしょう．今回の皮下前方移行術では，尺骨神経をできる限り正中神経に平行に近づける目的があります．例えば，arcuate ligament のみを切離して神経を移行するとその前後の絞扼部位で神経障害が生じる恐れ[3] があります．

R先生 それでターニケットを近位に設置したのですね．

H先生 そういうことです．

3　神経へのアプローチ

R先生 内側皮神経の枝を傷つけてしまわないかが心配です……．

H先生 損傷すると疼痛や異常感覚につながるので，しっかり保護してください．神経は大

小あり伴走血管を伴います．逆に，血管を見つけたら近くに神経がないか確認しましょう．血管を見つけやすくするためにエスマルヒ包帯を緩く巻いたわけです．

R先生 なるほど，そうだったのですね．軟部組織の剥離はモスキートペアンがいいですか？

H先生 慣れないうちはそのほうが無難ですかね．剪刀でもいいし，メスを用いるときは組織を分けるように刃先を用いてください．

R先生 わかりました．この血管近くにあるのが皮神経（図1：摂子の先）ですか？

H先生 そうです．拡大鏡で見ると脂肪組織内の神経は見つけやすいでしょ．

R先生 はい，では今回はこの皮神経を保護して．尺骨神経の本幹はどこからアプローチすればよいですか？

H先生 外傷後や再手術で瘢痕があるケースでは，正常組織部から探すのがよいですが，この症例ではどこからでもいいです．今回は筋間中隔の近傍で見つけて，近位のarcade of Struthers まで展開しましょうか．

R先生 この膜様のバンドが arcade of Struthers ですね（図2：摂子の先）．これを切離しないと，神経の前方移行の際にこの部分が新たな絞扼部位となる可能性がある[3]わけですね．

H先生 そうです．70％の人は arcade of Struthers が存在すると言われますが，はっきり

Tips
血管を見つけたら近くに神経がないか確認する．血管を見つけやすくするためにエスマルヒ包帯を緩く巻いておく．

Pitfall
Arcade of Struthers を切離しないと，神経の前方移行の際にこの部分が新たな絞扼部位となる可能性がある．

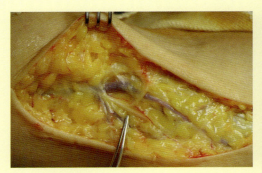

図1　内側皮神経

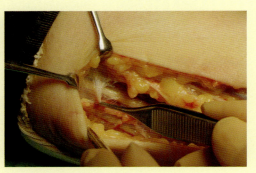

図2　Arcade of Struthers

しない場合でも尺骨神経を正中神経に平行に近づけるためには十分に剥離する必要があります．

4 神経剥離・移行

R先生 神経の剥離の際に気を付けることは何でしょうか？

H先生 神経周囲の伴走血管はなるべく温存してください．

R先生 やはり神経への血流があったほうが回復や成績が良いのですか？

H先生 伴走血管を温存したほうが良い成績という報告（n = 35）[4]もあれば，臨床成績に差はなかったとの報告（n = 34）[5]もあります．しかし後者の報告でも，伴走血管を温存したほうが尺骨神経表面の血流量が多いことが示されているので，悪いことはないでしょう．

R先生 イメージ的には血流がいいほうが良さそうですものね．

H先生 上腕動脈と並走する正中神経は肘周辺での絞扼性神経障害の頻度は低いですよね．

R先生 確かに，手根管症候群の部位では，正中神経は主要動脈から距離がありますね．

H先生 尺骨神経も上腕動脈近くを走行する上腕近位や，逆に肘部管を過ぎて尺骨動脈が並走しだした後の神経障害頻度は少ないです（図3）．

R先生 そう考えるとおもしろいですね．上腕動脈から離れて，上・下尺側側副動脈や尺側反回動脈といった比較的細い動脈が走行する部位で神経障害が生じやすいのでしょうか？

H先生 あまり言われていませんけどね．絞扼を生じる物理的な要因以外にも，血流の要因もありそうですよね．

R先生 では，頑張って神経周囲の血管を温存してみます．

> **Tips** 神経周囲の伴走血管はなるべく温存する．

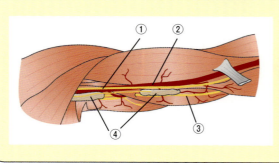

図3 肘部管周囲の解剖
正中神経（①）は上腕動脈（②）近傍を走行するが，肘部管周囲での尺骨神経（③）周囲には細い栄養血管しか存在しない．④は尺側皮静脈．
（Henry Gray: Anatomy of the Human Body〔1918〕を参考に作成）

H先生 ▶ 移行する際に妨げとなるもの，神経上を横走して絞扼を起こし得る血管のみ切離・止血をしてください．

R先生 ▶ 何とか尺側手根屈筋筋膜への入口部まで剥離を終えました．やはりarcuate ligament部での神経圧迫が強いですね（図4）．

H先生 ▶ これを前方に移行します．

R先生 ▶ 正中神経と上腕動脈に近づけるように，ですね．移行した神経が元の位置に戻らないようにするための工夫は何かありますか？

H先生 ▶ 私はStabilized subcutaneous transposition法[6, 7]という，内上顆に付着する回内屈筋群の筋膜弁を用いて尺骨神経のslip backを防止する方法を行います．筋膜弁の幅が細すぎると良くないので，1.5 cm四方は挙上するようにしましょう．脂肪弁を用いる報告もありますので，自分にあった方法を探してみてください．

R先生 ▶ 筋膜弁を挙上して（図5A），神経を移行したあとに（図5B），神経の後方で筋膜と皮下を縫合．しっかりと制動ができました（図5C）．肘関節の伸展屈曲でも緊張はまったくかかりません．

H先生 ▶ では，洗浄後にターニケット駆血を解除しましょう．止血されていない部位があればバイポーラで止血してください．その後，皮下と表皮を縫合して閉創ですね．

> **Tips**
> Stabilized subcutaneous transposition法は，内上顆に付着する回内屈筋群の筋膜弁を用いて尺骨神経のslip backを防止する方法である．

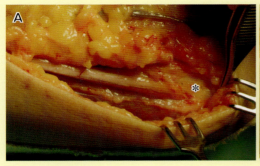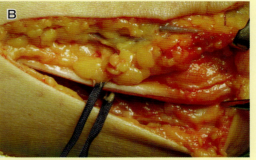

図4　術中画像（1）
A：Arcuate ligament（＊）を展開したところ．B：血管テープがかかる部位と比べ，arcuate ligamentを切離した部（摂子の先）で，神経腫大と神経表面の充血・色調変化を認める．

5　その他，補足事項

R先生　後療法はどうしますか？

H先生　固定は包帯のみです．軟部組織のみの操作であり，疼痛のため三角巾を希望する患者はほとんどいません．手指，特に骨間筋は術後早期からしっかりと動かすように指導しますが，肘は3週間ほどの間は無理に動かし過ぎないようにと説明します．

R先生　血流の話はおもしろかったですね．

I先生　再発例や過伸展肘に行われるリアマンス法（筋層下前方移行術）はまさに正中神経（図6A，▶）真横に移行するため，"決定的な"治療法と表現[8]する医師もいます．

R先生　原因も治療もさまざまですね．腫瘍でも起きますよね？

H先生　一番多いのはガングリオン（図6B，▶）でしょうね．変形性関節症がある患者では注意が必要です．事前のMRIが役に立ちますね．

I先生　その他にも，滑車上肘筋（epitrochleo anconeus muscle）という破格筋がarcuate ligamentの部位に存在し，神経と癒着していることもあります（図6C①，▶と鑷子の間）．その際にも破格筋と靱帯を切離し，神経を十分に剥離することは変わりません．焦らずに対応しましょう．

R先生　手根管症候群のときみたいに，筋萎縮が高度のときは腱移行も行うのですか？

I先生　勉強していますね．第1背側骨間筋を安定化させるNeviaser法（図6D）や母指内転筋を再建するLittler法（図6E）などがあります．かぎ爪変形に対する再建方法[9]もありますよ．

R先生　とても勉強になりました．ありがとうございました．

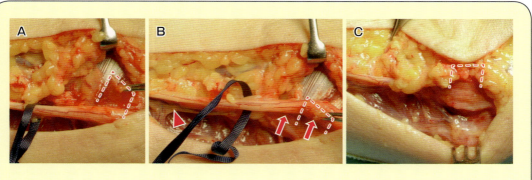

図5　術中画像（2）
A：1.5 cm四方の筋膜弁を挙上したところ（点線）．B：神経を前方に移行（➡）．左側（▶）には温存している栄養血管が確認できる．C：筋膜弁を皮下脂肪と縫合し制動を加え，肘関節の屈曲・伸展で緊張がかからないことを確認した．

2章●上肢末梢神経障害の診断・手術
2. 肘部尺骨神経障害

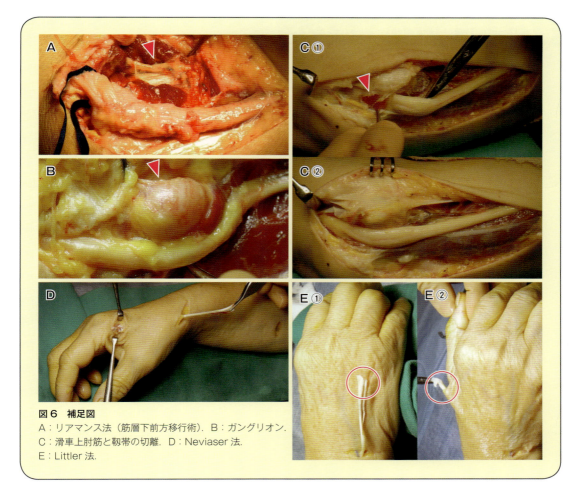

図6　補足図
A：リアマンス法（筋層下前方移行術）．B：ガングリオン．
C：滑車上肘筋と靱帯の切離．D：Neviaser法．
E：Littler法．

引用・参考文献

1) 大田大良，重松浩司，大西正展，他：手外科手術におけるエコーガイド下鎖骨上窩腕神経叢ブロックの有用性．日手外科学会誌 29: 446-9, 2013
2) Winnie AP 著，川島康男，佐藤信博訳：腕神経叢ブロック．真興交易医書出版部，東京，1988, pp271
3) 斎藤英彦，吉津孝衛，牧　裕，他：手外科診療ハンドブック 改訂第2版．南江堂，東京，2014
4) Asami A, Morisawa K, Tsuruta T: Functional outcome of anterior transposition of the vascularized ulnar nerve for cubital tunnel syndrome. J Hand Surg Br 23: 613-6, 1998
5) 中村恒一，内山茂晴，加藤博之，他：尺骨神経前方移動術において，伴走血管の温存が血流と術後成績におよぼす影響．日手外科会誌 31: 1-2-25, 2014
6) Eaton RG, Crowe JF, Parkes JC 3rd: Anterior transposition of the ulnar nerve using a non-compressing fasciodermal sling. J Bone Joint Surg Am 62: 820-5, 1980
7) 橋口　宏，澤泉卓哉，南野光彦，他：Stabilized subcutaneous transposition法による尺骨神経移行術．日手外科会誌 18: 746-8, 2002
8) Wolfe SW, et al [eds]: Green's OPERATIVE HAND SURGERY 6th ed. Elsevier/Churchill Livingstone, 2011, pp2392
9) 斎藤英彦：尺骨神経麻痺に対する機能再建術，155-65，（阿部宗昭担当編集：新OS NOW No.9 神経修復術と機能再建手技：麻痺との対決．メジカルビュー社，東京，2001）

手術に際しての重要ポイント

1. ターニケットは血管内に血液が少し残る程度に．血管を見つけたら，止血前に周囲の神経有無を確認．
2. 近位は arcade of Struthers まで，遠位は FCU 筋膜への神経入口部まで，十分に広く皮膚切開・神経剥離．
3. 前方に移行したら，回内屈筋群筋膜の筋膜弁 1.5 cm 四方を用いて制動をかける（Stabilized subcutaneous transposition 法）．

② 上肢末梢神経障害の診断・手術 Web

② 肘部尺骨神経障害

C 局所麻酔下での神経剥離術 —われわれの手術法

日本医科大学脳神経外科 ● 森本 大二郎

　症例は，45 歳男性の右側肘部尺骨神経障害．右側尺骨神経領域にしびれ，軽度の右巧緻運動障害があり．肘部管部に Tinel 様徴候が存在し，電気生理学的検査にて肘部管部における神経絞扼が診断された．投薬などの保存的治療に抵抗し，手術加療を行うこととなった．

1 セッティング，体位

S先生 手術は局所麻酔で行います．

R先生 局所麻酔で行うメリットは何ですか？

S先生 全身麻酔によるリスクがなく，全身麻酔が行いにくい高齢者や合併症がある患者にも手術を行いやすい利点があります．また局所麻酔で手術を行うことで，手術で神経が除圧されることによる手術中の症状の改善を患者に直接確認することができるので，それ以上の過剰な処置を避けることができます．

R先生 そうなんですね．ターニケットは使わないんですか？

S先生 ターニケットを使用しなくても，手術用顕微鏡を用いると，尺骨神経への栄養血管を温存しながらバイポーラやアビテン®などの止血材で適宜止血を行えば十分に対応できます．

R先生 わかりました．

S先生 体位はどのようにしますか？

R先生 仰臥位で，肘部管部が上を向くように，肩関節を外旋，肘関節を軽度屈曲して行い

> **Check!** ターニケットを使用しなくても，手術用顕微鏡を用いると，尺骨神経への栄養血管を温存しながら適宜止血を行えば対応可能．

I先生 脊髄末梢神経疾患の診断と治療を専門にする指導医．
S先生 脳神経外科専門医を取得し，脊髄末梢神経の専門医を目指す．
R先生 脳神経外科専門医を目指している．

「超」入門 手術で治すしびれと痛み　45

ます（図1）．

S先生 そうですね．手術中に除圧を確認するため肘関節の伸展を行いますので，その点に留意してセッティングを行うとよいでしょう．このような体位だと，術者は必然的に患者の腋に入るようなところから手術をすることになりますね．

2 皮膚切開

S先生 皮膚切開はどのようにしますか？

R先生 肘部管を走行する尺骨神経の走行に沿った皮膚切開を置きます．尺骨神経は内側上顆後方の尺骨神経溝を走行するのでそれを目安にしますが，経皮的に電気刺激を行い，神経の走行を確認すると確実です．

S先生 そうですね．皮膚切開はどれくらいの長さにしますか？

R先生 …….

S先生 肘関節周囲で尺骨神経を絞扼し得る部位は，中枢側から① arcade of Struthers，②筋間中隔，③上腕骨内側上顆，④肘部管，⑤ Osborne's band の5カ所が存在します（図2）[1]．ここでいう肘部管とは狭義のもので，①〜⑤を含めて従来は肘部管

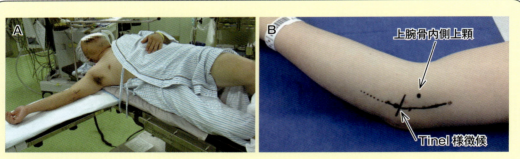

図1 体位，皮膚切開
体位は仰臥位で，肘部管部が上を向くように，肩関節を外旋，肘関節を軽度屈曲．皮膚切開はだいたい7〜8cmくらい．

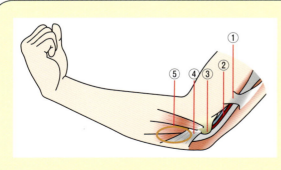

図2 肘関節周囲の尺骨神経の絞扼部位（文献1を参考に作成）
① Arcade of Struthers，②筋間中隔，③上腕骨内側上顆，④肘部管，⑤ Osborne's band の絞扼部（◯）．

症候群と呼ばれていましたが，近年は肘部尺骨神経障害の使用が提唱されています．この①〜⑤の絞扼部位を術中に確認できるような皮膚切開を設ける必要があり，だいたい7〜8 cmくらいです（図1）．

I先生 尺骨神経は末梢側で筋肉の中に入っていくので，末梢側では皮膚の上からの電気刺激では同定できないことも少なくありません．そのため，慣れないうちは短めの皮膚切開にとどめ，尺骨神経が同定された後にその走行に沿って皮膚切開を追加してもよいかもしれませんね．それでは始めましょう．

3 尺骨神経へのアプローチ

R先生 皮膚切開から，尺骨神経に到達するまでに注意することはありますか？

S先生 皮下を走行する内側前腕皮神経はなるべく損傷しないように注意したほうがよいですね．注意してもわかりにくい場合がありますが，損傷により創部の痛みや前腕内側のしびれや痛みなどの異常感覚がでる可能性があるので，手術前には説明しておいたほうがよいでしょう．

R先生 わかりました．尺骨神経は簡単に見つかるんですか？

S先生 尺骨神経を見つけるには，内側上顆の後方を目指すとよいです．手術中に電気刺激

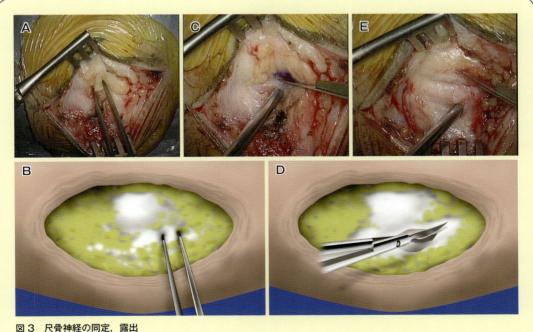

図3　尺骨神経の同定，露出
皮膚切開後，皮下にて電気刺激装置を用いて尺骨神経を同定し（A，B），尺骨神経を露出する（C〜E）．

装置を用いるのも良い方法ですね（図3）．電気刺激では通常，2 mA 程度から刺激を介するとよいのですが，神経を直接刺激する場合は 0.5 mA 程度にするのがよいと思います．

I先生 慣れないと，尺骨神経を見つけるのに難渋することがあります．そのような場合，多くは術野から見て尺骨神経の手前，つまり肘頭のほうへ皮下を掘っていってしまっているのが原因です．そのため左の人差し指で尺骨神経溝の肘頭側を固定して触れながら，尺骨神経溝の肘頭側より下を剥離できないようにして尺骨神経溝へ剥離を進めていくと，尺骨神経が見つかりやすいかもしれませんね．

R先生 そうですか．よくわかりました．

> **Tips** 左の人差し指で尺骨神経溝の肘頭側を固定して触れながら，尺骨神経溝の肘頭側より下を剥離できないようにして尺骨神経溝へ剥離を進めていくと，尺骨神経が見つかりやすい．

4 神経剥離

R先生 尺骨神経溝よりやや近位で尺骨神経が確保できました．

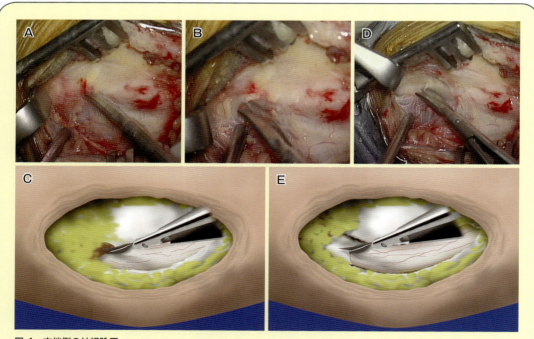

図4　末梢側の神経除圧
神経の走行に沿って末梢側の神経除圧を行う．まずは狭義の肘部管部を除圧（A）．その後，Osborne's band まで除圧（B〜E）．

S先生 まずは神経の走行に沿って，末梢側の神経除圧を行いましょう（図4）．その際，神経剥離にはマイクロ用ハサミを用いるとよいです．この患者さんは，ちょうど狭義の肘部管部に Tinel 様徴候が存在し，この部位に絞扼があることが予想されますので，周囲の神経除圧を行った後に尺骨神経をよく観察してみましょう．神経に圧痕や神経腫が形成されている場合がありますが，絞扼の存在を示唆する所見でもあります．

R先生 そうですね，ちょうど上腕骨内側上顆のやや遠位部の Tinel 様徴候があった部位に一致して，圧痕がありました．神経腫はないようです．あと，神経周囲を確認しましたが，ガングリオンはないようです．

S先生 それでは，さらに末梢の Osborne's band まで除圧しましょう．

R先生 やはり神経に沿って剥離していく，といった感じですね．末梢部ではそれほど絞扼は強くなく，神経の圧痕もないようです．結局，本症例の絞扼部位は，手術所見では上腕骨内側上顆のやや遠位部の Tinel 様徴候があった部位だったということですね．

S先生 次に，神経の中枢側の神経除圧を行いましょう．中枢側では arcade of Struthers での絞扼の頻度は他の部位に比べて低く，arcade of Struthers の部位に Tinel 様徴候が確認されなければ，筋間中隔までで十分と思います．

R先生 神経に沿って剥離していくといった感じですね．たしかに圧迫は強くないようです（図5）．

I先生 尺骨神経周囲の薄い膜で神経が絞扼

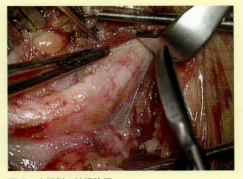

図5　中枢側の神経除圧
神経の走行に沿って中枢側の神経除圧も行う．

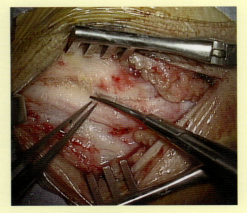

図6　尺骨神経周囲の除圧
尺骨神経周囲の薄い膜も切って除圧．その際，神経の裏側から入る細い血管は切らずに温存を心がける．

Tips 尺骨神経周囲の膜も切って除圧する．その際，神経の裏側から入る細い血管は切らずに温存しておくと，その後の神経回復に有利．

されていることもあるので，神経の周囲の膜も切って除圧するとよいと思います．その際，神経の裏側から入る細い血管は切らずに温存しておくのが，その後の神経回復に有利かもしれませんね（図6）．

S先生 除圧が終わったら，患者さんに手術前にあった手の尺側のしびれの変化と手術前に認めた Tinel 様徴候の有無を確認しましょう（図7）．

R先生 しびれは軽くなっており，Tinel 様徴候も消失しているようです．

S先生 それでは次に，肘関節を屈曲してもらいましょう．肘関節を屈曲することで，尺骨神経は上腕骨内側上顆により引っかかり伸張されませんか？

R先生 大丈夫みたいです．残った症状も増悪することはないようです．

S先生 肘部尺骨神経障害の手術には，神経剥離のみを行う方法と，前方に神経を移行する神経移行術（2章2-B〔p.37〕参照），さらには上腕骨内側上顆を切除する King 変法，肘部管形成術などさまざまな手術方法が報告されていますが，その使い分けについては，別稿で勉強するとよいでしょう．

R先生 はい，勉強しておきます．

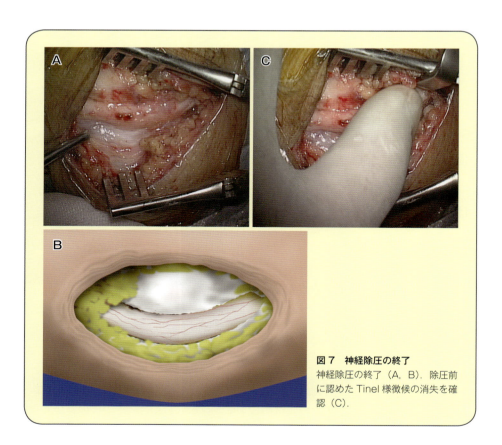

図7　神経除圧の終了
神経除圧の終了（A，B）．除圧前に認めた Tinel 様徴候の消失を確認（C）．

2章●上肢末梢神経障害の診断・手術
2. 肘部尺骨神経障害

S先生 それでは，術野内を十分に生理食塩水で洗浄し，バイポーラで止血を行い，ペンローズドレーンを1本留置し閉創してください．

R先生 はい，わかりました．ありがとうございました．

引用・参考文献

1) 橘 滋國：脊椎・脊髄疾患と上肢末梢神経疾患の鑑別診断. 脊椎脊髄 21: 898-903, 2008

！ 手術に際しての重要ポイント

1. 体位は肘部管部がなるべく上を向くように肘をややひねる．
2. 皮膚切開は尺骨神経溝を目安に尺骨神経に沿っておく．
3. 尺骨神経は尺骨神経溝よりやや近位で確保しやすい（皮下を掘り下げないように）．
4. マイクロ用のハサミを使って栄養血管を損傷しないよう神経に沿って慎重に剥離する．
5. 外見上の絞扼の解除，症状の軽減，Tinel 様徴候の消失，肘関節運動による絞扼悪化がないことを確認し，除圧は完了．

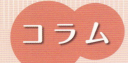

①手術法の選択 —トレンドと成績に関する文献レビュー

千葉大学大学院医学研究院整形外科学 ● 國吉 一樹

肘部尺骨神経障害に対する手術法

　肘部尺骨神経障害に対する手術法としては，単純除圧術，内上顆切除術，前方移所術（皮下，筋層内，筋層下）に大別できる．適応術式は病態に即して論じられるべきであり，その病態としては，Osborne's band での絞扼のみを認める，いわゆる特発性，変形性肘関節症に合併したもの，外反肘・内反肘など肘関節の変形に伴うもの，ガングリオン（通常，変形性肘関節症を合併）ほか占拠性病変に伴うものなどが考えられる．本邦では病態に応じて術式を選択する向きも少なくないが，海外の論文では対象症例の病態が論じられることはほとんどない．占拠性病変を除けば，いずれの病態においても Osborne 靱帯が最大の絞扼部位として扱われており，また特発性以外の変形性肘関節症合併例，外反肘・内反肘合併例に関して特定の術式の優劣を示すエビデンスはない．

術式選択のトレンド

　そのうえで実際にどのような術式選択がなされているかのトレンドについては population based study[1-3] によってのみ知ることができる．

　最新である Adkinson ら[3] の報告によると単純除圧術，前方移所術，内上顆切除術を含むその他の3つの術式に分類して2005年から2012年までのフロリダ州の健康保険データベースを解析し，2005年時点で単純除圧術が70％，前方移所術が27％，その他が4％で選択されていたが，その後，単純除圧術は徐々に増加，前方移所術は徐々に減少して2012年時点では単純除圧術が88％，前方移所術が9％，その他が3％で選択されており，大多数で単純除圧術が選択されていた．症例数の多い医師ほど単純除圧術を選択しており，経験豊富な医師においてより単純除圧術の有効性が認識されていると述べている．

　一方，本邦における population based study は存在せず，正確なトレンドは不明であるが，この5年の肘部尺骨神経障害に対する手術成績に関する原著論文数の推移（著者調べ，医中誌に基づく）は 図1 の通りであり，ある程度，実際のトレンドを反映している可能性はある．本邦においては現在まで前方移所術の報告が依然として最多で，内上顆切除術についても一定数の報告がある．この理由としては，本邦では特発性以外に対して単純除圧術が適応され

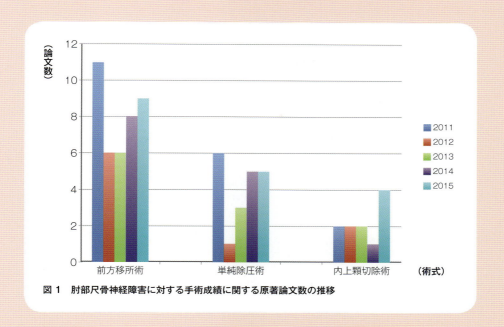

図1　肘部尺骨神経障害に対する手術成績に関する原著論文数の推移

づらいのではないかと推察される．

術式別の手術成績

　一方，個々の術式における成績について，単純除圧術では鏡視下法においてもその成績は70～96％[4-8]において良好であるとされる．Wattsら[1]は，鏡視下法はopen法と同等であるが満足度と合併症発生率で鏡視下法が有意に優れると報告している．内上顆切除術についての最近の報告[9]ではmodified oblique epicondylectomyにより不安定性を発生することなく，93％でgood以上であった．

　術式間の成績を比較したMeta-analysisについては7編[10-16]存在し，Mowlavi[10]は内上顆切除術，単純除圧術，皮下前方移所術，筋層下前方移所術を比較し重症例に対する成績は内上顆切除術で不良，中等症では筋層下前方移所術で良好だったと結論している．Liu[16]は皮下前方移所術と筋層下前方移所術を比較し同等の成績だったと結論している．残る5編では単純除圧術を皮下前方移所術および筋層下前方移所術と比較し，いずれも成績に差はなかったとしているが，単純除圧術がより好ましいとするもの[11,15]と皮下前方移所術および筋層下前方移所術がより良い傾向を示したとするもの[12]がある．

　いずれも対象論文のエビデンスレベルは十分に高いとは言えず，今後も検討の余地があると述べられている．

引用・参考文献

1) Watts AC, Bain GI: Patient-rated outcome of ulnar nerve decompression: a comparison of endoscopic and open in situ decompression. J Hand Surg Am 34: 1492-8, 2009

2) Soltani AM, Best MJ, Francis CS, et al: Trends in the surgical treatment of cubital tunnel syndrome: an analysis of the national survey of ambulatory surgery database. J Hand Surg Am 38: 1551-6, 2013

3) Adkinson JM, Zhong L, Aliu O, et al: Surgical Treatment of Cubital Tunnel Syndrome: Trends and the Influence of Patient and Surgeon Characteristics. J Hand Surg Am 40: 1824-31, 2015

4) Hoffmann R, Siemionow M: The endoscopic management of cubital tunnel syndrome. J Hand Surg Br 31: 23-9, 2006

5) Ahcan U, Zorman P: Endoscopic decompression of the ulnar nerve at the elbow. J Hand Surg Am 32: 1171-6, 2007

6) Yoshida A, Okutsu I, Hamanaka I: Endoscopic anatomical nerve observation and minimally invasive management of cubital tunnel syndrome. J Hand Surg Eur 34: 115-20, 2009

7) Cobb TK: Endoscopic cubital tunnel release. J Hand Surg Am 35: 1690-7, 2010

8) Mirza A, Reinhart MK, Bove J, et al: Scope-assisted release of the cubital tunnel. J Hand Surg Am 36: 147-51, 2011

9) Osei DA, Padegimas EM, Calfee RP, et al: Outcomes following modified oblique medial epicondylectomy for treatment of cubital tunnel syndrome. J Hand Surg Am 38: 336-43, 2013

10) Mowlavi A, Andrews K, Lille S, et al: The management of cubital tunnel syndrome: a meta-analysis of clinical studies. Plast Reconstr Surg 106: 327-34, 2000

11) Zlowodzki M, Chan S, Bhandari M, et al: Anterior transposition compared with simple decompression for treatment of cubital tunnel syndrome. A meta-analysis of randomized, controlled trials. J Bone Joint Surg Am 89: 2591-8, 2007

12) Macadam SA, Gandhi R, Bezuhly M, et al: Simple decompression versus anterior subcutaneous and submuscular transposition of the ulnar nerve for cubital tunnel syndrome: a meta-analysis. J Hand Surg Am 33: 1314.e1-12, 2008

13) Shi Q, MacDermid JC, Santaguida PL, et al: Predictors of surgical outcomes following anterior transposition of ulnar nerve for cubital tunnel syndrome: a systematic review. J Hand Surg Am 36: 1996-2001, 2011

14) Caliandro P, La Torre G, Padua R, et al: Treatment for ulnar neuropathy at the elbow. Cochrane Database Syst Rev. 11; 7: CD006839, 2012

15) Chen HW, Ou S, Liu GD, et al: Clinical efficacy of simple decompression versus anterior transposition of the ulnar nerve for the treatment of cubital tunnel syndrome: A meta-analysis. Clin Neurol Neurosurg 126: 150-5, 2014

16) Liu CH, Chen CX, Xu J, et al: Anterior Subcutaneous versus Submuscular Transposition of the Ulnar Nerve for Cubital Tunnel Syndrome: A Systematic Review and Meta-Analysis. PLoS One 26: e0130843, 2015

豆知識

②ギオン管症候群

日本医科大学脳神経外科 ●森本 大二郎

はじめに

　尺骨神経の絞扼性障害は，好発部位である肘部（肘部尺骨神経障害）の他に，手掌部尺側のギオン（Guyon）管でも起こり得る（ギオン管症候群）．ギオン管症候群は比較的稀であり，橘らの936例の上肢絞扼性末梢神経障害の手術例では，肘部管症候群は11.6％であったが，ギオン管症候群は0.5％であった（手根管症候群は85.1％）[1]．

　ギオン管は手掌尺側の豆状骨と有鉤骨鉤の間で，背側は屈筋支帯（横手根靱帯）と豆鉤靱帯，掌側は掌側手根靱帯（近位）または短掌筋（遠位）にて構成される[2]．尺骨神経は，ギオン管内において主に感覚神経である浅枝と運動神経である深枝に分岐する．深枝は，小指球筋（小指外転筋，短小指屈筋，小指対立筋），第3，4虫様筋，背側および掌側骨間筋，母指内転筋，短母指屈筋に分布する（図1）．ギオン管症候群の原因は，ガングリオン，腫瘍，血管障害，破格筋，外傷，overuseなどが報告されているが，特発例が多くを占める[2]．

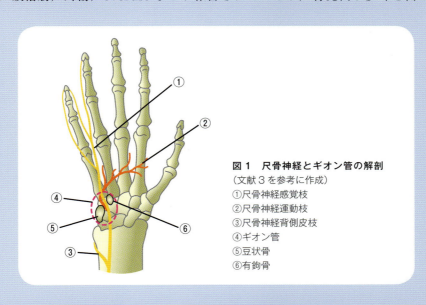

図1　尺骨神経とギオン管の解剖
（文献3を参考に作成）
①尺骨神経感覚枝
②尺骨神経運動枝
③尺骨神経背側皮枝
④ギオン管
⑤豆状骨
⑥有鉤骨

分類

　ギオン管症候群では，障害部位に応じ多彩な症状を呈するため，症状から障害部位を推測することができる．Wuらは，手掌部尺骨神経障害を障害部位別に5型に分類している

表 1　手掌部尺骨神経障害の分類（文献 3 をもとに作成）

Type Ⅰ	浅枝と深枝の分枝までの尺骨神経の障害で，尺骨神経領域の感覚障害と運動障害を呈する.
Type Ⅱ	浅枝の障害で，感覚障害のみ呈する.
Type Ⅲ	小指筋群への分枝の中枢部での深枝の障害で，上述の小指球筋を含む支配筋の障害を呈する.
Type Ⅳ	小指筋群への分枝より末梢部での深枝の障害で，小指球筋を含まない上述の支配筋の障害を呈する.
Type Ⅴ	ギオン管より末梢での深枝の障害.

（表 1）[3]．手背尺側の感覚を支配する感覚枝と尺側手根屈筋を支配する運動枝はギオン管よりも中枢側で分枝するために，ギオン管症候群では（肘部管症候群と異なり）手背尺側の感覚障害と尺側手根屈筋の筋力低下や萎縮は生じない．

診　断

　診断は，他の絞扼性末梢神経障害と同様に Tinel 様徴候の確認が有用である．神経伝導検査では，通常の小指外転筋への神経が絞扼部位より近位から分岐する場合があることから，第 1 背側骨間筋までの運動神経終末潜時の延長を確認する．前述のごとく，尺骨神経背側皮枝はギオン管より近位で分岐するため，背側皮枝の複合感覚神経電位（sensory nerve action potential：SNAP）はギオン管症候群では正常となる[1]．

治　療

　治療は，しばしば職業などによる overuse や外部からの圧迫が関与している場合があるために，誘因となるような動作や圧迫を除去するように指導する．

　しびれや痛みに対しては各種の鎮痛薬などの薬物治療を行うが，保存的治療に抵抗するようであれば，外科的治療の適応となる．われわれは顕微鏡下の神経剥離術を基本術式として行っている．皮膚切開はギオン管部で尺骨神経に沿って約 3 cm となるが，経皮的に電気刺激を行い神経の走行を確認すると確実である．術野内では，電気刺激による尺骨神経の同定が有用である．前述の 5 カ所の絞扼部位を念頭に置き神経除圧を行うが，術前の臨床症状と電気生理学的検査の結果から障害部位を推測して手術に臨む必要がある．

引用・参考文献

1）橘　滋國：脊椎・脊髄疾患と上肢末梢神経疾患の鑑別診断．脊椎脊髄 21：898-903, 2008
2）向原茂雄，橘　滋國，工藤　洋：平手掌部尺骨神経障害．脊髄外科 26：68-73, 2012
3）Wu JS, Morris JD, Hogan GR: Ulnar neuropathy at the wrist: case report and review of literature. Arch Phys Med Rehabil 66: 785-8, 1985

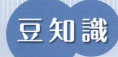

③特発性前・後骨間神経麻痺

東京都立広尾病院副院長 ● 田尻 康人

特徴的な発症様式と神経束のくびれ

特発性前・後骨間神経麻痺（anterior interosseous nerve palsy：AINP, posterior interosseous nerve：PINP）は，ともに上肢，特に肘周囲の強い疼痛が生じ，しばらく持続した後に手の運動麻痺を自覚する疾患である．同様に疼痛後に肩周囲の麻痺を呈する神経痛性筋萎縮症があるが，本症を合併することもあるため本疾患はその末梢型ではないかと考えられ，神経炎とも呼ばれてきた[1,2]．もう一つの特徴は，神経剥離を行うと，肘から上腕にかけての障害された神経束に砂時計様のくびれ（図1）が認められることである[3-5]．

臨床所見

AINPの主症状は長母指屈筋，示指中指深指屈筋，方形回内筋の麻痺で，母指・示指（中指）の屈曲障害となり，つまみ動作が障害される．麻痺発症後は痛みを伴わないことが多いので屈筋腱断裂と誤診されることがある．母指示指で丸くOKマークを作ることができず，涙滴型になる（図2）．半数以上で円回内筋や橈側手根屈筋，長掌筋など前骨間神経支配筋以外の麻痺を合併する[6]．

PINPの主症状は尺側手根伸筋，総指伸筋，長・短母指伸筋，長母指外転筋，示指小指固有伸筋の麻痺で，母指手指の伸展障害を呈し下垂指となる．長・短橈側手根伸筋は麻痺しな

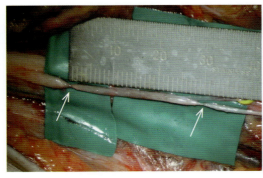

図1 特発性前骨間神経麻痺患者に認められた神経束の2つのくびれ（→，手術顕微鏡写真）

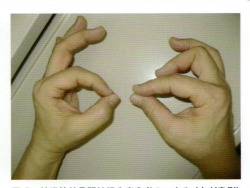

図2 特発性前骨間神経麻痺患者のつまみ（右が患側）

いので手関節背屈は障害されない.

誘因・原因

　現在，本疾患の原因は特定されていない．これまでに，AINP において神経上膜を剥離して前骨間神経の神経束を顕微鏡下に剥離すると砂時計様のくびれが認められること[5]，PINP においても同様にくびれが認められること[3]，くびれの周囲の神経上膜には，CD-8，CD-68 陽性細胞が，また，血管周囲には CD20 陽性細胞が存在しており，免疫反応の関与が示唆されること[7]，発症の契機として，感冒・発熱，上肢の外傷，使い過ぎ，手術（上肢以外含む）などがあることが報告され，免疫介在性の神経炎が想定されている.

検査・診断

　針筋電図検査では麻痺筋に脱神経所見が見られ，軸索変性を認める．正中神経や橈骨神経の神経伝導速度検査では異常を認めない．超音波検査において神経束の砂時計様くびれや限局性腫大が確認できることがあり[8]，特に後骨間神経麻痺ではくびれが観察しやすい[9]．

　診断は特徴的な臨床所見や検査所見から判断する．頚椎椎間板ヘルニアや腱断裂との鑑別を要する.

治　療

　現在，本疾患の治療法は確立されていない．一般的には保存治療がまず行われ，一定期間回復がなければ神経線維束間剥離術を行う[10]か，後に希望により腱移行術による再建を行う.

　AINP の保存治療では，発症から 2 年で 6 割程度は M4 以上に回復するが，2 割は回復不良である[11]．神経線維束間剥離術では正中神経本幹内にある前骨間神経の神経束に砂時計様のくびれが認められるので，くびれ周囲に巻絡する線維を切除する[12]．発症後 24 カ月以上経過観察し得た患者において保存治療と剥離術の比較を行うと，手術例は有意に筋力回復が良い[13]．PINP に関しても同様であるが，超音波でくびれが見つけやすいこともあり，早めに手術を行うという意見もある.

引用・参考文献

1) Parsonage MJ, Turner JW: Neuralgic amyotrophy: the shoulder-girdle syndrome. Lancet 1: 973-8, 1948
2) Kiloh LG, Nevin S: Isolated neuritis of the anterior interosseous nerve. Br Med J 1: 850-1, 1952
3) 古沢清吉, 原 徹也, 前広 進, 他：Neuralgic Amyotrophy について. 整形外科 20: 1286-90, 1969
4) Haussmann P, Kendel K: Oligofascicular median nerve compression syndrome. Handchirurgie 13: 268-71, 1981
5) Nagano A, Shibata K, Tokimura H, et al: Spontaneous anterior interosseous nerve palsy with hourglass-like fascicular constriction within the main trunk of the median nerve. J Hand Surg Am 21: 266-70, 1996
6) 長野 昭：前骨間神経麻痺. 日手会誌 3: 894-7, 1987
7) Pan Y, Wang S, Zheng D, et al: Hourglass-like constrictions of peripheral nerve in the upper extremity: a clinical review and pathological study. Neurosurgery 75: 10-22, 2014
8) Nakashima Y, Sunagawa T, Shinomiya R, et al: High-resolution ultrasonographic evaluation of "hourglass-like fascicular constriction" in peripheral nerves: a preliminary report. Ultrasound Med Biol 40: 1718-21, 2013
9) 田尻康人, 飯島準一, 戸張佳子, 他：特発性前・後骨間神経麻痺における神経の超音波所見. 日手会誌 29: 284-6, 2012
10) 田尻康人：【末梢神経障害の基礎と治療戦略】治療戦略：前・後骨間神経麻痺　特発性前骨間神経麻痺に対する神経線維束間剥離術の手術時期の検討. 別冊整形外科 49: 182-5, 2006
11) 田尻康人, 原由紀則, 山本真一, 他：特発性前骨間神経麻痺の保存治療による回復過程. 日手会誌 31: 930-4, 2015
12) 田尻康人：前・後骨間神経麻痺：集学的アプローチ 神経線維束間剥離術：くびれ探索のコツ. 末梢神経 26: 210-2, 2015
13) 山本真一, 田尻康人, 山本直哉, 他：特発性前骨間神経麻痺の予後. 日手会誌 19: 193-5, 2002

豆知識

④橈骨神経麻痺

三重大学大学院医学系研究科脳神経外科 ●倉石 慶太

橈骨神経の解剖と麻痺

橈骨神経（radial nerve）は腕神経叢の後神経束から起始し，上腕三頭筋に枝を出したのち，上腕骨を取り巻くように外側に進み，上腕骨と腕橈骨筋の間を筋枝を出しながら進む（図1）．さらに長・短橈側手根伸筋に枝を出し，感覚枝である浅枝と運動枝である深枝（後骨間神経）に分かれる．麻痺は以下の通りに分類される．

● **高位麻痺**

上腕骨幹部骨折による損傷や，睡眠時などで無意識の間に圧迫を受け麻痺を生じることがある（Saturday night palsy）．下垂手と第1指・2指の間（水かき部）の感覚障害を生じる．

● **低位麻痺**

①後骨間神経麻痺：前腕近位部で前述の橈骨神経深枝（後骨間神経）の障害で生じる．絞扼点は回外筋の近位縁であり，Frohseのアーケードと呼ばれる（図1）．長橈側手根伸筋への枝は絞扼部より近位で分岐するため，手関節の伸展は障害されず，下垂指をきたし，感覚障害がないのが特徴である[1]．

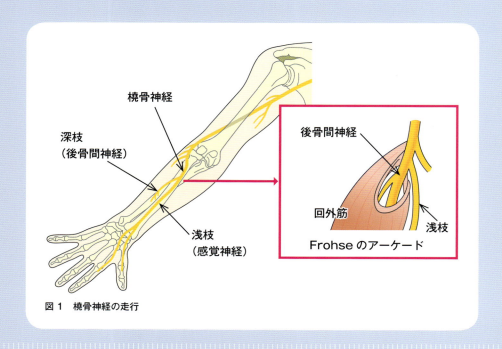

図1　橈骨神経の走行

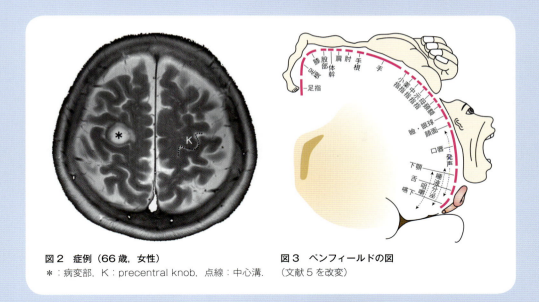

図2 症例（66歳，女性）
＊：病変部，K：precentral knob，点線：中心溝．

図3 ペンフィールドの図
（文献5を改変）

② Wartenberg症候群：感覚神経である橈骨神経の浅枝が限局的に絞扼され，水かき部に感覚障害を認める．

橈骨神経麻痺と鑑別を要する疾患

頚椎・脳疾患においても下垂手や，感覚障害のない下垂指をきたすことがある．

●頚椎疾患

神経根症や，脊髄症によりC7やC8障害が起こると下垂指を生じ得る[2]．頚椎疾患で見られるような，頚部の動きに伴う悪化や，橈骨神経領域以外の感覚障害，握力低下，上腕三頭筋力の低下などは橈骨神経麻痺では認めない点で鑑別する．

橈骨神経麻痺では握力低下は生じないが，握力計で握力を計測すると，手首の背屈障害のため手首が底屈してしまい，正常に計測できないことがある．このような場合，握力低下と誤認し，橈骨神経麻痺と診断できないことがあるため，注意が必要である．そのため，橈骨神経麻痺の患者で握力を計測する場合には，検者が手首をしっかりと保持して行うことが必要である．

●脳疾患

脳病変における一肢に限局した感覚障害を伴わない運動麻痺は，放線冠から中心前回にできる脳梗塞，時に出血，腫瘍などでもみられる．中心前回にある手の領域は，軸位断で逆オメガ型を呈しているが（precentral knob[3]，図2），外側は橈側手指の運動を，内側は尺側手指の運動を支配しており[4]，ペンフィールドの図（図3）でも一致する[5]．そのため，一般

的に同部の障害では，手指伸筋だけではなく手指屈筋にも筋力低下を認めることで鑑別する．

症 例

　66歳，女性．左橈骨神経麻痺の疑いで近医より紹介．感覚障害は認めず．左手根伸筋・総指伸筋力は低下していたが，手根屈筋・左短母指外転筋・長母指外転筋・母指内転筋力も低下していた．脳MRIにて右中心前回のprecentral knobに病変（図2：＊）を認めた．生検の結果，脱髄巣であった（図2）．

謝 辞

　本稿を執筆するにあたり，ご指導および症例を呈示いただいた，三重大学神経内科の朝日理先生，水谷あかね先生に深謝いたします．

引用・参考文献

1）長尾聡哉，長岡正宏：橈骨神経管症候群．MB Orthop 22: 27-31, 2009
2）田中靖久：頚部神経根症の手の徴候．脊椎脊髄 24: 677-82, 2011
3）Youstry TA, Schmid UD, Alkadhi H, et al: Localization of the hand area to a knob on the precentral gyrus. A new landmark. Brain 120: 141-57, 1997
4）Kim JS: Predominant involvement of a particular group of fingers due to small cortical infarction. Neurology 56: 1677-82, 2001
5）Penfield W, Rasmussen T: The cerebral cortex of man. The Macmillan Company, New York, 1950, pp248

豆知識

⑤肩甲上神経障害

日本医科大学千葉北総病院脳神経外科 ● 金 景成
釧路労災病院脳神経外科 ● 山内 朋裕

肩甲上神経とは

肩甲上神経（suprascapular nerve）はC5, C6神経に由来し，腕神経叢から分枝して（図1），肩甲切痕と上肩甲横靱帯との間でつくられるトンネルを通過し（図2, 3），棘上・下筋および肩甲骨周囲の感覚を支配する（図4, 5）[1-3]．これらの筋は，肩甲骨と上腕骨に付着しており，上肢の外転（棘上筋）と外旋（棘下筋）運動に寄与する（図5）．

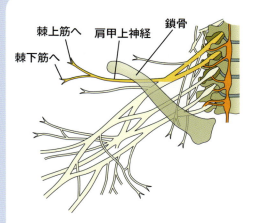

図1 肩甲上神経
C5, C6神経に由来し，腕神経叢から分枝して棘上・下筋へ至る．

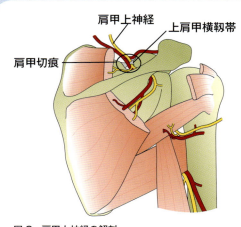

図2 肩甲上神経の解剖
肩甲上神経は肩甲切痕を上肩甲横靱帯との間でつくられるトンネルを通過するが，同部で絞扼されることがある．

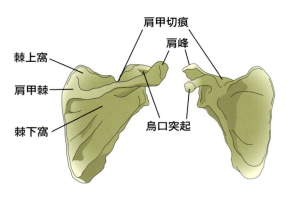

図3 肩甲骨の解剖
肩甲切痕を提示．

肩甲上神経障害とは

　腱板断裂やスポーツ障害，ガングリオンなどの腫瘍性病変などにより肩甲上神経が障害されたものをいうが，肩甲切痕部で絞扼されることによっても起こり得る[1]．

　症状は，重篤なものでは棘上・下筋の麻痺に伴う運動障害および肩甲骨周辺部の感覚障害を呈するが，肩甲骨周囲の痛みや重い感じ，違和感，しびれや感覚障害などを訴えることもあり，時に強い痛みを主訴とすることもある[1-3]．

　C5，C6の頸椎神経根症や，肩関節周囲炎，腱板損傷などとの鑑別を有する．直接的な肩甲上神経障害の診断は，電気生理学的な検査が難しく，症状および主に上記肩甲切痕部でのTinel様徴候などで行う．

肩甲上神経障害の治療

　投薬に加え，症状を悪化させる動作を禁止し，保存的治療を行う．症状が強い場合には，肩甲上神経ブロックが有用であり，重篤な場合には手術による神経剥離術を考慮する[1, 4]．

　肩甲上神経ブロックは，四十肩，五十肩などの肩関節周囲の痛みや頸肩腕症候群の治療にも用いる[4]．近年，脳卒中後片麻痺に頻発する麻痺側の肩の痛みに対し，肩甲上神経ブロックが有効であるとの報告がみられる[4, 5]．脳卒中後の片麻痺患者の肩の痛みに対して，肩甲上神経ブロックの効果をみたRCTによると，肩甲上神経ブロックは有意に脳卒中後にみられる肩の痛みを減少させ，4週間で痛みを半分にするのに必要なブロックの回数は4回であ

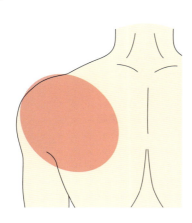

図4　肩甲上神経障害で痛みや感覚障害を呈する領域

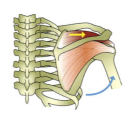
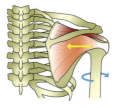

棘上筋の働き　　　　　　棘下筋の働き

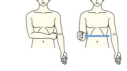

図5　棘上筋，棘下筋の働き
肩甲上神経が支配する棘上筋は上肢の外転，棘下筋は上肢の外旋に寄与する．

った[5].

　またChangらは，RCTのメタ解析の結果から，慢性的な肩周囲の痛みが，理学療法と比べ肩甲上神経ブロックのほうがより鎮痛効果が得られることから，肩の慢性痛に神経因性疼痛，特に肩甲上神経が強くかかわっている可能性について言及している[6]．われわれは，神経根性疼痛やaxial pain様の症状に肩甲上神経ブロックが著効した例も経験しており，本邦に多い頚椎疾患の治療へ一役を担える可能性が示唆される．

引用・参考文献

1) Yoshioka C, Suenaga N, Oizumi N, et al: Association of the area of sensory disturbance with the area of suprascapular nerve palsy. J Orthop Surg 23: 304-8, 2015
2) Harbaugh KS, Swenson R, Saunders RL: Shoulder numbness in a patient with suprascapular nerve entrapment syndrome: cutaneous branch of the suprascapular nerve: case report. Neurosurgery 47: 1452-6, 2000
3) Oizumi N, Suenaga N, Funakoshi T, et al: Recovery of sensory disturbance after arthroscopic decompression of the suprascapular nerve. J Shoulder Elbow Surg 21: 759-64, 2012
4) Fernandes MR, Barbosa MA, Sousa AL, et al: Suprascapular nerve block: important procedure in clinical practice. Rev Bras Anestesiol 62: 96-104, 2012
5) Adey-Wakeling Z, Crotty M, Shanahan EM: Suprascapular nerve block for shoulder pain in the first year after stroke: a randomized controlled trial. Stroke 44: 3136-41, 2013
6) Chang KV, Hung CY, Wu WT, et al: Comparison of the Effectiveness of Suprascapular Nerve Block With Physical Therapy, Placebo, and Intra-Articular Injection in Management of Chronic Shoulder Pain: A Meta-Analysis of Randomized Controlled Trials. Arch Phys Med Rehabil Dec 14, 2015 [Epub ahead of print]

3

腰殿部末梢神経障害の診断・手術

3 腰殿部末梢神経障害の診断・手術

1 上殿皮神経障害

A 診断のポイント

日本医科大学千葉北総病院脳神経外科 ● 金 景成

1 上殿皮神経障害とは（図1）

上殿皮神経（superior cluneal nerve：SCN）はTh11〜L5の後根神経の皮枝が腰背部を下外側へ走行し，腸骨稜近傍で胸腰筋膜を貫通して殿部へ至る感覚神経である[1-4]．それらは平均4〜6本あり，互いにbranchとしてつながっていることもある[1,2,5]．上殿皮神経は胸腰筋膜を内側枝が正中から3〜4 cm，中間枝が7〜8 cmのところで貫通し，腸骨稜を乗り越えるが，中間枝や外側枝は腸骨稜より上方の筋膜を貫通する傾向にある[2,3,6]．腸骨稜近傍で絞扼されると腰痛を起こすが，このような病態を上殿皮神経障害と呼ぶ．

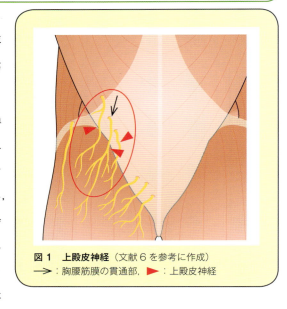

図1 上殿皮神経（文献6を参考に作成）
⟶：胸腰筋膜の貫通部，▶：上殿皮神経

その頻度は1.6％と比較的稀なものとされていたが[4]，近年その頻度は全腰痛の14％と思いのほか高いものと報告された[7]．男女差はおよそ3対4と，やや女性に多い傾向がある[8]．上殿皮神経障害が発症する原因は不明だが，比較的高齢者に多いことから，加齢性変化が影響している可能性が示唆されている[7,8]．われわれの経験では，上殿皮神経障害の原因疾患として，椎体骨折や腰椎椎間板ヘルニア，腰部脊柱管狭窄症術後，感染性椎体椎間板炎，不良姿勢，さらにはパーキンソン病など多種多様のものを経験しているため，これらが何かしらの影響を及ぼしているものと推察される[6,8-13]．一方，若年の兵士やアスリートにもみられることから，スポーツや高い肉体トレーニング，軀幹の回旋などが発症に関与している可能性も示唆されている[14-16]．

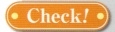
上殿皮神経障害は，近年その頻度は全腰痛の14％と報告されている．高齢者，若年のアスリートに多い傾向がある．

2 上殿皮神経障害の診断

　上殿皮神経は数mmの細い神経であるため，画像診断ができず，電気生理学的検査に関する報告もみられない．そのため，臨床症状から診断に至る[4,7,13]．

　上殿皮神経は，腸骨稜近傍から上殿部を支配する神経であるため，障害されることによって腰殿部痛が出現する．また，上殿皮神経の腸骨稜通過部である正中から3〜4cm外側（内側枝）と，7〜8cm外側（中間枝）に圧痛点がみられるのが特徴である．症状は腰の動きで増悪するが，後屈や側屈，回旋，起立，座る，長時間の立位，長時間の座位，歩行，寝返りで増悪する[7,11,13,14]．前屈は関係しないとするもの[14]と，悪化するとするもの[7]とがあり，意見が分かれる．また，歩行に伴う腰痛性の間欠性跛行（間欠性腰痛）をもたらすことがあり[10]，さらに上殿皮神経障害の47％では下肢痛も伴うため[7]，腰椎疾患と症状が類似しており，鑑別に注意が必要である．

　Maigneらが提唱した以下の診断基準はさまざまな検討で用いられている[4]．
①神経の支配領域の痛み
②正中から7cm外側の上殿皮神経が圧迫される腸骨稜部のtrigger point
③神経ブロックによる症状改善（Morimotoらは75％以上の痛みの軽減と追加している[13]）

3 上殿皮神経障害の治療

　上殿皮神経障害に対する特異的な治療として，上殿皮神経ブロックが挙げられる．過去の報告をまとめると，28〜100％がブロック単独で症状が改善するようであるが[4,7,12,15]，時に，難治性腰痛が上殿皮神経ブロックのみで劇的に改善することもあるため，難治性腰痛に対しては上殿皮神経障害の有無を確認したうえで，上殿皮神経ブロックは試してもよい治療であることが示唆される[12,14,15]．

　手術成績については，34例55側の上殿皮神経障害に対して手術を行った結果，Roland-Morris Disability Questionnaire（RDQ）が14.1→7.3，Japanese Orthopaedic Association（JOA）スコアが13.9→21.1と改善したとの報告や[13]，19例に外科治療を行い，visual analogue scale（VAS）は74→35，RDQは15.0→7.4と改善したとの報告[7]などがみられるが，いずれも短期成績の報告であり，中長期の手術成績の報告が待たれる．

引用・参考文献

1) 紺野智之, 青田洋一, 國谷 洋, 他：殿皮神経絞扼が坐骨神経痛様の下肢痛を呈する解剖学的背景. J Spine Research 7: 169-72, 2016

2) Kuniya H, Aota Y, Saito T, et al: Anatomical study of superior cluneal nerve entrapment. Laboratory investigation. J Neurosurg Spine 19: 76-80, 2013

3) Lu J, Ebraheim NA, Huntoon M,. et al: Anatomic considerations of superior cluneal nerve at posterior iliac crest region. Clin Orthop Relat Res 347: 224-8, 1998

4) Maigne JY, Doursounian L: Entrapment neuropathy of the medial superior cluneal nerve. Nineteen cases surgically treated, with a minimum of two year's follow-up. Spine 22: 1156-9, 1997

5) Tubbs RS, Levin MR, Loukas M, et al: Anatomy and landmarks for the superior and middle cluneal nerves: application to posterior iliac crest harvest and entrapment syndromes. J Neurosurg Spine 13: 356-9, 2010

6) 井須豊彦：4 手術治療：上殿皮神経剥離, 80-6, (井須豊彦, 金 景成編：触れてわかる腰痛診療. 中外医学社, 東京, 2015)

7) Kuniya H, Aota Y, Kawai T, et al: Prospective study of superior cluneal nerve disorder as a potential cause of low back pain and leg symptoms. J Orthop Surg Res, 9: 139, 2014

8) 金 景成, 井須豊彦：上殿皮神経障害のレビュー. 脊髄外科, in press

9) 森本大二郎：腰痛診療の最新知見. 脳外速報 26: 256-63, 2016

10) Chiba Y, Isu T, Kim K, et al: Intermittent low back pain attributable to superior cluneal nerve entrapment neuropathy. J Neurosurg Spine 13: 1-5, 2015

11) Iwamoto N, Isu T, Kim K, et al: Low back pain due to superior cluneal nerve entrapment neuropathy in patients with Parkinson's disease. World Neurosurg 87: 250-4, 2016

12) Kim K, Isu T, Chiba Y, et al: Treatment of low back pain in patients with vertebral compression fractures and superior cluneal nerve entrapment neuropathies. Surg Neurol Int 25: S619-21, 2015

13) Morimoto D, Isu T, Kim K, et al: Surgical treatment of superior cluneal nerve entrapment neuropathy. Technical note. J Neurosurg Spine 19: 71-5, 2013

14) Aly TA, Tanaka Y, Aizawa T, et al: Medial superior cluneal nerve entrapment neuropathy in teenagers: A report of two cases. Tohoku J Exp Med 197: 229-31, 2002

15) Ermis MN, Yildirim D, Durakbasa MO, et al: Medial superior cluneal nerve entrapment neuropathy in military personnel; diagnosis and etiologic factors. J Back Musculoskelet Rehabil 24: 137-44, 2011

16) Speed EK, Sims K, Weinrauch P: Entrapment of the medial branch of the superior cluneal nerve - a previously unrecognized cause of low back pain in cricket fast bowlers. J Med cases 2: 101-3, 2011

③ 腰殿部末梢神経障害の診断・手術 Web

① 上殿皮神経障害

B 局所麻酔下での上殿皮神経剥離術

釧路労災病院脳神経外科・末梢神経外科センター ● **井須 豊彦**

　症例は，65歳男性で，右腰殿部の痛みあり，起立・寝返り等体動時に痛みが悪化．歩行も困難となり受診．右腸骨稜上に圧痛が著明で右上殿皮神経ブロックにて痛みが著明に改善．しかし，ブロック効果が一時的で，投薬などの保存的治療に抵抗したため，手術加療（上殿皮神経剥離術）を行うこととなった．

1 セッティング，体位

S先生▶ 手術は局所麻酔で行います．

R先生▶ 局所麻酔で行うメリットは何ですか？

S先生▶ 全身麻酔によるリスクがなく，全身麻酔が行いにくい高齢者や合併症がある患者さんにも手術を行いやすい利点があります．また局所麻酔で手術を行うことで，手術で神経が除圧されることによる手術中の症状の改善を患者さんに直接確認することができるので，それ以上の過剰な処置を避けることができます．

では，体位はどのようにしますか？

R先生▶ 腹臥位で行おうと思います．

2 皮膚切開

S先生▶ 皮膚切開はどのようにしますか？

R先生▶ 皮膚のマーキングは後正中から約7cm外側の腸骨稜上の圧痛点を中心に脊柱に平行に，その部から上下に約6～8cmの縦切開でよろしいでしょうか（図1）？

S先生▶ 圧痛点にマーキングしましたか？

I先生▶ 脊髄末梢神経疾患の診断と治療を専門にする指導医．
S先生▶ 脳神経外科専門医を取得し，脊髄末梢神経の専門医を目指す．
R先生▶ 脳神経外科専門医を目指している．

「超」入門 手術で治すしびれと痛み　71

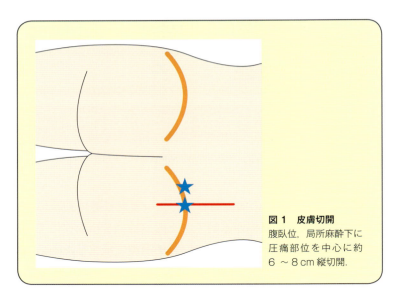

図1　皮膚切開
腹臥位，局所麻酔下に圧痛部位を中心に約6〜8cm縦切開．

R先生　術前に病棟でマーキングしておきましたが……．

S先生　できれば，再度，圧痛点を確認しておいたほうがよいです．後正中から約7cmの腸骨稜上の圧痛点以外の圧痛（例えば，より内側の腸骨稜上や起立筋）も確認してください．

R先生　なぜ必要ですか？

S先生　術前見られた圧痛が消失することを手術終了の目安にしているためですよ．

R先生　わかりました．正中より4cmほどのところにも圧痛点がありました．その場所にも印を付けておきます．

> **Tips**　腸骨稜上の圧痛点以外の圧痛（より内側の腸骨稜上や起立筋など）も確認しておく．

3　上殿皮神経へのアプローチ

R先生　では，皮膚に局所麻酔します．

S先生　皮膚切開し皮下の脂肪組織（図2A）を剥離し胸腰筋膜を確認してください．

R先生　なぜ胸腰筋膜を確認しなければいけないのですか？

S先生　皮下の脂肪組織内で，上殿皮神経を見つけるのは難しいです．そのため，まず，胸腰筋膜を確認し，筋膜に沿って筋膜と皮下脂肪組織の間を剥離し，上殿皮神経を見つけてください．

R先生　わかりました．胸腰筋膜を確認します．胸腰筋膜を確認できました（図2B）．

3章●腰殿部末梢神経障害の診断・手術
1. 上殿皮神経障害

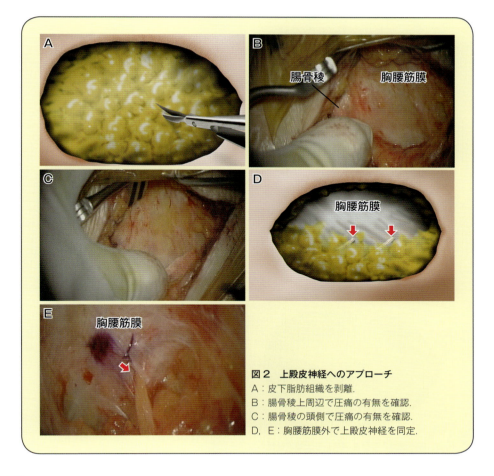

図2　上殿皮神経へのアプローチ
A：皮下脂肪組織を剥離.
B：腸骨稜上周辺で圧痛の有無を確認.
C：腸骨稜の頭側で圧痛の有無を確認.
D，E：胸腰筋膜外で上殿皮神経を同定.

S先生　では，これからの操作は手術用の顕微鏡を用いて行ってください．筋膜に沿って，マイクロのハサミを用いて皮下脂肪組織を剥離していくと，上殿皮神経が見えてきます．

R先生　筋膜外で上殿皮神経を確認していますが，なかなか上殿皮神経らしい神経が見つかりません．

S先生　腸骨稜上周辺を押してみてはどうですか？

R先生　圧痛がみられました（図2B）．

S先生　圧痛点周辺を剥離し神経を見つけてください．

R先生　やはり神経は見つけられません．

S先生　では，少し頭側を押してみてはどうですか？

R先生　押してみます．圧痛がみられました（図2C）．

S先生　ピオクタニンで印を付けておいてください．

R先生　わかりました．圧痛点周辺の筋膜外脂肪組織を剥離してみます．

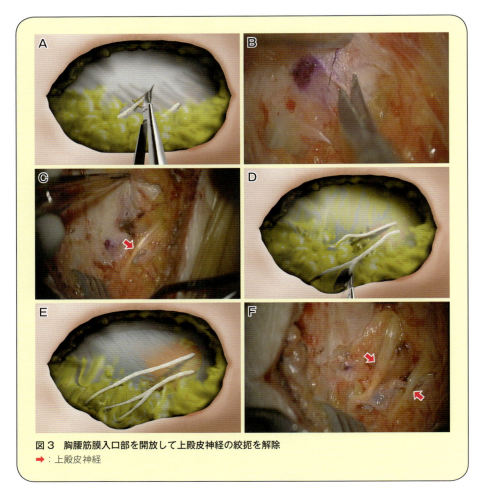

図3 胸腰筋膜入口部を開放して上殿皮神経の絞扼を解除
➡：上殿皮神経

S先生 神経の栄養血管を損傷しないように丁寧に剥離してください．神経に近づくと痛みを訴えるかもしれません．

R先生 上殿皮神経が見つかりました（図2D，E，➡）．

I先生 上殿皮神経が無事見つかり，良かったですね．私はこの手術を始めたころ，皮下脂肪組織の中で上殿皮神経を容易に見つけられないことがありました．

S先生 そのようなとき，どうされたのですか．当然，電気刺激装置や術中ICG video-angiographyを用いて，神経を探したのですね？

I先生 そうしましたよ．それでも見つけられないときがありました．どうしようかと一瞬，（心の中で）焦りましたが，傍脊柱筋の胸腰筋膜を切開すれば筋膜内で上殿皮神経は必ず見つかると思いつき筋膜を切開しました．案の定，上殿皮神経を無事に見つけることができたのです．それ以来，最初に胸腰筋膜外で上殿皮神経を見つけることにこだわる必要はないと思っています．では，神経剥離術を始めましょう．

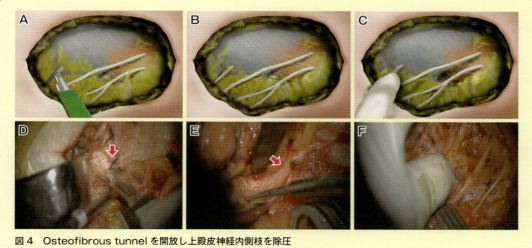

図4　Osteofibrous tunnel を開放し上殿皮神経内側枝を除圧
➡：上殿皮神経

> **Tips**　皮下の脂肪組織内で，上殿皮神経を見つけるのは難しいため，まず，胸腰筋膜を確認し，筋膜に沿って筋膜と皮下脂肪組織の間を剥離し，上殿皮神経を見つける．

4　上殿皮神経剥離

R先生　上殿皮神経が筋膜を貫通する部位まで剥離しました．

S先生　貫通部位で神経は絞扼されていますか？

R先生　絞扼されています．貫通部位の筋膜を切開し，上殿皮神経の絞扼を解除し，神経剥離術を行いたいと思います．

S先生　では，絞扼を解除し，神経を剥離してください．

R先生　どこまで剥離したらよいでしょうか？

S先生　中枢は起立筋入口部まで剥離してください．

R先生　上殿皮神経の絞扼を解除し（図3A，B），筋膜内外にわたり十分に剥離し，フリーとしました（図3C）．剥離前に見られた圧痛も消失しています．

S先生　周辺にも上殿皮神経が見られないか確認してください．

R先生　わかりました．尾側にも圧痛点がみられます．

S先生　同様な操作で，上殿皮神経を剥離しフリーとしてください．

R先生　神経を剥離します．神経の剥離を十分，行いました（図3D～F）．術前あった圧痛点を認めた部位で圧痛は見られません．神経剥離術を終了してもよいですか？

S先生 最初に圧痛が見られた内側のほうはどうなりましたか？

R先生 再度押すのを忘れていました．押すと患者さんは痛みを強く訴えます．周辺を剥離してみます．

S先生 神経が見つかりましたか？

R先生 なかなか，神経が見つかりません．操作中，痛がります．

S先生 電気刺激してみてはどうですか？

R先生 腸骨稜上を刺激すると痛がります．また，その部位に圧痛がみられます．どうしたらよいでしょうか？

S先生 I先生，どうしましょうか？

I先生 圧痛点が見られる腸骨稜上の筋膜を切開してみてはどうですか？

R先生 そうしてみます．上殿皮神経が見えてきました（図4A，D）．

I先生 上殿皮神経を覆っている膜を切開して，神経の絞扼を解除し十分に剥離してください．

R先生 わかりました．上殿皮神経を末梢まで剥離しフリーとしました（図4B，E）．

S先生 上殿皮神経内側枝は，腸骨稜上の osteofibrous tunnel で絞扼されていたのですね．圧痛の有無を確認してください．

R先生 圧痛は消失しました（図4C，F）．患者さんは腰が軽くなり，下肢のしびれも改善したと言っています．

S先生 神経剥離術を終了しましょう．

5 上殿皮神経の処置

R先生 今回の手術では，計3本の上殿皮神経を処置しました（図5）が，通常は，何本を処置すればよいのでしょうか？

I先生 上殿皮神経は，4〜6本存在するとされていますが，どの神経が痛みに関与しているのかを術中所見で判断することはできません．そのため，手術中に圧痛や Tinel 様徴候が消失したかどうかが重要です．私がこの手術を始めた頃は，罹患神経と思われる上殿皮神経のみ処置していましたが（通常，1〜2本），後日，初回手術で処置しなかった他の神経が罹患し再手術を行うに至った症例を経験するようになりました．そのため，最近では，できる限り多くの上殿皮神経を処理しています（3〜5本）．特に，腸骨稜上に存在する osteofibrous tunnel の開放は必ず行うように心がけています．また，上殿皮神経は細い枝を介して他の上殿皮神経とつながっていることがあります．手術中に上殿皮神経を見つける方法の参考にしてください．

R先生 非常に参考になりました．止血を確認し，皮下にペンロースドレーン1本を留置しました．手術後，注意すべきことがありますか？

S先生 特にないです．病棟に戻ったら，食事，歩行を許可してください．また，明日にはドレーンを抜去し，退院してもよいです．

R先生 わかりました．ありがとうございました．

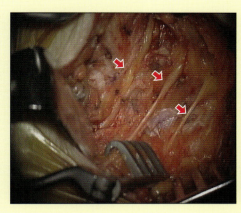

図5　神経剥離術終了後
➡：上殿皮神経

Tips
腸骨稜上に存在するosteofibrous tunnelの開放は必ず行う．

引用・参考文献
1) 井須豊彦：手術治療，80-6，（井須豊彦，金　景成編：触れてわかる腰痛診療．中外医学社，東京，2015）
2) Kim K, Isu T, Chiba Y, et al: The usefulness of ICG video angiography in the surgical treatment of superior cluneal nerve entrapment neuropathy. J Neurosurg Spine 19: 624-8, 2013
3) Morimoto D, Isu T, Kim K, et al: Surgical treatment of superior cluneal nerve entrapment neuropathy. J Neurosurg Spine 19: 71-5, 2013

手術に際しての重要ポイント

1．上殿皮神経を同定するコツ
　a）胸腰筋膜を最初に確認．
　b）筋膜外での神経の同定には神経刺激が有効．
　c）筋膜外で神経の同定が難しければ，筋膜を切開して，筋膜内で上殿皮神経を同定する．
2．神経の剥離操作：マイクロ用のハサミを用いて，栄養血管を損傷しないよう神経を剥離する．通常，3～5本の上殿皮神経を剥離，フリーとする．神経を十分に剥離しても神経の緊張が取れない場合には神経の切断を行うこともある．
3．手術終了の目安：外見上の絞扼の解除，症状の軽減，圧痛やTinel様徴候の消失を確認し，除圧操作を終了する．
4．上殿皮神経の同定や神経除圧に伴う血流改善の観察に，術中ICG video-angiographyが有用なことがある．

豆知識

⑥腰痛性間欠跛行を呈する上殿皮神経障害

北海道脳神経外科記念病院脳神経外科 ●千葉 泰弘

腰痛性間欠跛行とは

　一般的に下肢症状を伴わない腰痛は，保存的治療が奏効したり，自然軽快するものが多くを占める．しかし中には，常に腰痛があるわけではないが，腰部への負荷により腰痛が強く誘発され，日常生活へ影響してしまうものもある．腰痛性間欠跛行(intermittent claudication due to low back pain) とは，一定時間以上の歩行や立位の継続によって腰痛が増強し，それ以上の行動の継続が困難となるものの，安静などで軽快するもので[1, 2]，下肢症状はなく腰部に症状が限局するものを言う．

　腰痛性間欠跛行は，自分自身で腰への負担を軽減させたり，生活レベルを調整することで，見かけ上はそれ程痛みがつらそうに見えないことがある．そのため，医療機関を受診しても日常生活に支障が生じていると判断されにくかったり，積極的な治療対象と見なされないこともある．その結果，有効な治療がなされないまま日常生活レベルの低下に拍車がかかり，重症化していくものもある．

腰痛治療の現状

　下肢症状を伴う腰痛であれば難治性の場合，外科治療が選択されることがあるが，下肢の神経症状から罹患部を判断できるため，外科治療のターゲットが同定されやすい．下肢症状を伴わない腰痛ではどうであろうか？ 腰痛の原因は，椎間板性，椎間関節性，仙腸関節性，筋・筋膜性，末梢神経性，心因性などが挙げられるが，実はほとんどが画像精査などでこれらの原因を同定できない非特異的腰痛に分類される[3, 4]．各種ブロックや治療効果への反応などを目安に治療部位を同定する試みもされているが，厳密に腰痛の原因部位を同定し，外科治療のターゲットを同定するのは，思いのほか簡単ではない．

　また外科治療を行っても，下肢症状の改善と比し，腰痛が遺残することも経験し，時にその治療には難渋することもある．特に腰痛性間欠跛行が主症状の場合は，上記のような理由から軽視され，＜経過観察＞されてしまうこともある．

腰痛性間欠跛行を呈する上殿皮神経障害

　われわれは，腰痛性間欠跛行を呈する症例の中に，上殿皮神経障害が関与しているものも少なくないと考え治療してきた[5]．

　2012年4月から2013年3月の1年間に，上殿皮神経障害による腰痛性間欠跛行の5例を経験した．男性3例，女性2例で平均年齢は66歳であった．平均136mの歩行で腰痛のため休息を余儀なくされていた．発症から当院での治療開始までは平均期間は51カ月であり，その間に他の医療機関などで投薬治療やブロック治療がなされていた．画像精査では原因と考え得る病巣は指摘できず，全例で腸骨稜上に限局する著明な圧痛を有しており，上殿皮神経ブロックで一時的な鎮痛効果が得られたため，上殿皮神経障害が病態に関与していると考えられた．保存的加療で十分な効果が得られなかったため，神経剥離術を施行した（片側2例，両側3例，計8側）．術直後から症状は著明に改善し，歩行距離も大幅に改善した（平均NRS：術前7.8⇒術後0.6，術後平均観察期間：17.6カ月）．

上殿皮神経障害による腰痛性間欠跛行の機序

　上殿皮神経障害が腰痛性間欠跛行を発症してくるメカニズムについては不明であるが，われわれは以下のように推察している．

　上殿皮神経は脊柱起立筋内を走行し，胸腰筋膜を貫通後に腸骨稜を乗り越えて殿部へ分布するが，胸腰筋膜貫通部や腸骨稜上において神経の可動が制限されやすい解剖学的構造とな

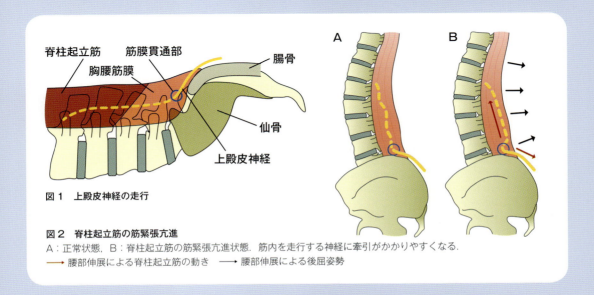

図1　上殿皮神経の走行

図2　脊柱起立筋の筋緊張亢進
A：正常状態，B：脊柱起立筋の筋緊張亢進状態．筋内を走行する神経に牽引がかかりやすくなる．
→ 腰部伸展による脊柱起立筋の動き　→ 腰部伸展による後屈姿勢

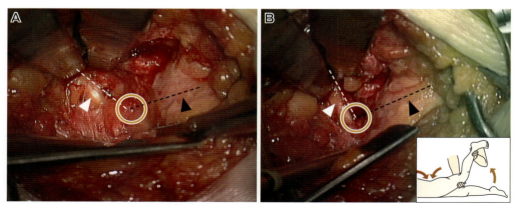

図3　術中画像
A：局所麻酔下の顕微鏡手術の所見．一部筋膜を開放し，近位部の神経を露出．筋膜下から筋膜外に筋膜を貫通してくる神経を確認した．
B：術中に下肢を後方挙上させ，腰部伸展の体位とした筋膜貫通部の所見．筋膜貫通部で神経への牽引性絞扼を確認した．
▷：上殿皮神経（近位部），▶：上殿皮神経（遠位部），白破線：神経の走行（近位部），◯：筋膜貫通部，黒破線：神経の走行（遠位部）．

っている（図1）．このような背景に，加齢性変性や廃用の影響，椎体骨折や姿勢異常など，何らかの原因で脊柱起立筋の筋緊張亢進が持続的に起こると，筋肉内を走行する神経へ牽引がかかり上殿皮神経が罹患し，過敏な状態に陥る（図2）．このような状態で歩行や持続した姿勢によるさらなる負荷がかかると，胸腰筋膜貫通部や腸骨稜上における神経の牽引や絞扼が徐々に増強し腰痛をもたらす（図3）．

おわりに

　腰痛性間欠跛行の機序については依然不明な点は多いが，上殿皮神経障害の治療で改善する症例も少なからず存在する．難治性腰痛で苦しむ症例に対する一助となる治療となれば喜ばしい限りである．

引用・参考文献

1) 長総義弘，菊地臣一，紺野愼一：腰痛性間欠跛行の臨床的検討．整・災外 35: 683-8, 1992
2) 酒井義人：腰部脊柱管狭窄症における腰痛性間欠跛行．J Spine Res 3: 872-8, 2012
3) Deyo RA, Rainville J, Kent DL: What can the history and physical examination tell us about low back pain? JAMA 268: 760-5, 1992
4) Deyo RA, Weinstein JN: Low back pain. N Engl J Med 344: 363-70, 2001
5) Chiba Y, Isu T, Kim K, et al: Association between intermittent low-back pain and superior cluneal nerve entrapment neuropathy. J Neurosurg Spine, Oct 13, 2015 [Epub ahead of print]

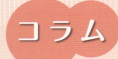

②上殿皮神経障害例における神経病理所見

東京大学医学部附属病院神経内科 ● 清水 潤
札幌山の上病院豊倉康夫記念神経センター／脊椎・脊髄センター ● 井上 聖啓

はじめに

　上殿皮神経はTh11〜L5の脊髄神経の後枝が腰背部を下外側へ走行し，腸骨稜近傍で胸腰筋膜を貫通して殿部を至る感覚神経である．上殿皮神経の胸腰筋膜貫通部での絞扼が腰痛の原因の一つとなることは，同部位での神経絞扼の解除により症状が改善する臨床例から示唆されているが[1,2]，その神経病理学的背景に関しては知られていない．

　著者らは，上殿皮神経の除圧治療に際して同神経の神経病理所見を検討する機会を得たので報告する．

対象

　対象は釧路労災病院脳神経外科で手術された上殿皮神経障害患者6例から得た7本（片側5本，両側1本）の上殿皮神経である．いずれも治療目的で行われた上殿皮神経絞扼開放術時に採取したもので，圧迫解除不十分で切除が行われた神経分枝を検討した．いずれの症例も治療後に腰痛の改善を認めた．神経分枝は2.5％グルタールアルデヒドを含むカコジル酸バッファーで固定後，エポンブロックに包埋後に準超薄切片を作製しトルイジンブルー染色を行い，光学顕微鏡観察した．

結果

　表1に検討した7本の上殿皮神経分枝とその病理のまとめを示す．採取神経は貫通型分枝7本，非貫通型分枝5本の合計12本である．2本の非貫通型分枝（症例3，6）において神経周膜の肥厚，神経束内の線維化を伴う中等度から高度の有髄線維脱落を認めた（図1A, B）．そのうちの症例3の1本の非貫通型分枝では神経束が正常径の2倍程度まで腫大していた（図1A）．変化のある神経束内では線維芽細胞，膠原線維，間質器質の増加を認め，個々の有髄線維はこれらの増加した間質により離開され，密度は中等度から高度に低下していた．間質の増加の程度には神経束内で部位差もあり，特に神経周膜下では，扁平化した線維芽細胞の層状の配列の間に有髄線維を認める部位，線維芽細胞の層が個々の有髄線維を取り巻くように配列する像も観察された（図1C, D）．また，神経束腫大を認めた非貫通型分枝1本

表 1　上殿神経障害症例の末梢神経病理所見

症例	年齢/性	分枝	有髄線維脱落	神経束内線維化	神経周膜肥厚	Renaut body	神経周膜下線維化	軸索内オルガネラ	炎症細胞浸潤
1	77/M	貫通	正常		＋	小（周膜下）	軽度（局所）		軽度
2	42/M	貫通	正常		＋	小（周膜下）	軽度（局所）	＋	－
3	65/F	貫通	正常		＋＋	中（束内）	中度（全周）		－
		非貫通	中～高度減少	＋＋	＋＋＋	－	高度（全周）		－
4	68/F	貫通	正常		－	－	－		－
		非貫通	正常		＋	－	軽度（局所）	＋	－
5	65/M	貫通	正常		＋	大（束内）	軽度（局所）	＋	－
		非貫通	正常		＋	大（束内）	軽度（局所）	＋	－
		貫通	正常		－	－	－	＋	－
		非貫通	正常		－	－	－		－
6	59/M	貫通	正常		＋	大（束内）	高度（全周）	＋	－
		非貫通	中～高度減少	＋＋	＋＋＋	小（周膜下）	高度（全周）	＋	－

では有髄線維は軸索径に比較して髄鞘の薄いものが目立った（図 1C）．急性軸索変性像や再生クラスター像は認めなかった．一方，残りの 10 本の分枝（貫通型 7 本，非貫通型 3 本）では有髄線維密度は保たれ，神経線維の変化は認めなかった．しかしながら，7 本の分枝において，さまざまな程度の神経周膜の肥厚と神経周膜下の線維化を認めた．また，6 本において Renaut body[*1] を認め，神経周膜下のものは小型で神経束内のものは中～大型であった（図 1E）．また，12 本の分枝のうち 7 本で軸索内に小オルガネラの増加が目立つ有髄線維が多発していた（図 1F）．1 例で神経上膜の小血管周囲に少数の炎症細胞集簇を認める部位があったが（症例 1），その他の神経では有意な炎症所見は認めなかった．

考　察

上殿皮神経障害の原因としては，神経が腸骨縁の osteofibrous tunnel を通る部位や胸腰筋膜貫通部位で絞扼・牽引され障害されるという説が有力であるが[1, 2]，その局所病態機序は不明であり，病理学的検討からは病態解明，治療方法の選択，予防のための基本となる重要情報が得られることが期待される．

圧迫性または絞扼性の末梢神経障害所見に関しては，過去に少数の動物実験モデルや人の剖検例での検討がなされているのみである．動物実験モデルでの病理所見としては，ランビ

*1 Renaut body
神経周膜下で神経束内に突出して存在し，断面では同心円状，長軸方向は紡錘状の線維状の配構造物で神経周膜細胞に由来すると考えられる．正常の末梢神経でも約 2 ～ 5％に認め，加齢性変化に伴い関節近傍で増加し，局所の圧迫に関係して出現し，Renaut body 自体は線維障害に関与しないと考えられている．

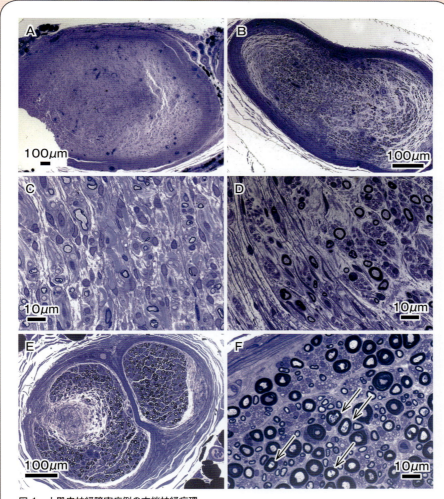

図1 上殿皮神経障害症例の末梢神経病理
エポン包埋トルイジンブルー染色．
A，C：症例3の非貫通枝．神経束の径が2倍程度まで腫大しており，神経周膜の肥厚，神経束内の線維化を伴う中等度から高度の有髄線維脱落を認める．神経束内では線維芽細胞，膠原線維，間質器質の増加を認め，神経束内の個々の有髄線維はこれらの増加した間質により離開して見える．有髄線維は軸索径に比較して髄鞘の薄いものが目立つ．
B，D：症例6の非貫通枝．神経周膜の肥厚，神経束内の線維化を伴う中等度から高度の有髄線維脱落を認め，扁平化した線維芽細胞の層状の配列の間に有髄線維を認める．
E：症例5の貫通枝．神経束内にRenaut bodyを認める．神経周膜は軽度に肥厚，神経束内の有髄線維密度は保たれており，有髄線維変化も乏しい．
F：症例4の非貫通枝．軸索内に小オルガネラを認める（→）．

エ絞輪での髄鞘変形や脱髄性変化，圧迫・絞扼部位での大径有髄線維の選択的障害，圧迫近位部の神経周膜の肥厚と神経束腫大，遠位部で有髄線維脱落とワーラー変性が報告されている[3,4]．また，人剖検例の肘部管圧迫部位での尺骨神経の検討では，神経束の腫大，神経周膜の肥厚，神経束内の結合組織の増加，Renaut bodyの出現，大径有髄線維の脱落と髄鞘の

薄い線維の出現が報告されている[5, 6].

　本検討で認めた2本の非貫通型分枝の病理所見は，動物および人における圧迫部位の末梢神経障害所見に合致する．さらに，観察した12本の上殿皮神経分枝のうち9本において神経周膜肥厚と神経束内部の神経周膜下の線維化を認め，7本において Renaut body を認めた．このことは，上殿皮神経が圧迫部位にあることを示唆する所見と考えた．10本の神経束では有髄線維密度は保たれ，有意な神経線維の変化は観察されなかった．いずれも，手術による治療効果があったことを考えると，採取部位が最も強い圧迫部位からずれていた可能性もある．実際，変化の乏しい神経分枝のうち6本では軸索内に小オルガネラの増加を認めた．軸索内における小オルガネラの増加は軸索流の障害時に認める所見であり，潜在的な有髄線維の障害の存在が示唆される．

　近年，慢性経過の異常感覚性大腿神経痛（meralgia paresthetica）の治療目的に行われた外側大腿皮神経の病理所見が報告された[7].神経切除により症状の改善した7例での報告であり，神経束の局所陥入像を4例で，陥入部位遠位の神経腫大を2例で認め，全例で多巣性の大径有髄線維優位の脱落，神経周膜の肥厚，Renaut body の出現を認めたとし，鼠径靱帯での末梢神経への圧迫機序を支持する病理所見と結論付けている．

　本観察検討では，12例中の7例で Renaut body を認めており，上殿皮神経の胸腰筋膜貫通部位は圧迫を受けやすい部位であることが明らかになった．また，2本の非貫通型分枝の病理所見は末梢神経の圧迫部位の所見として合致する所見であり，神経切除に症状の改善と認めた臨床像と合わせ，胸腰筋膜貫通部位での上殿皮神経の圧迫が慢性疼痛の原因の一つになることを示唆する所見と考えた．

引用・参考文献

1) Morimoto D, Isu T, Kim K, et al: Surgical treatment of superior cluneal nerve entrapment neuropathy. J Neurosurg Spine 19: 71-5, 2013
2) Chiba Y, Isu T, Kim K, et al: Association between intermittent low-back pain and superior cluneal nerve entrapment neuropathy. J Neurosurg Spine, 2015: 1-5 [Epub ahead of print]
3) Ochoa J, Marotte L: The nature of the nerve lesion caused by chronic entrapment in the guinea-pig. J Neurol Sci 19: 491-5, 1973
4) Fullerton PM, Gilliatt RW: Median and ulnar neuropathy in the guinea-pig. J Neurol Neurosurg Psychiatry 30: 393-402, 1967
5) Thomas PK, Fullerton PM: Nerve Fibre Size in the Carpal Tunnel Syndrome. J Neurol Neurosurg Psychiatry 26: 520-7, 1963
6) Neary D, Ochoa J, Gilliatt RW: Sub-clinical entrapment neuropathy in man. J Neurol Sci 24: 283-98, 1975
7) Berini SE, Spinner RJ, Jentoft ME, et al: Chronic meralgia paresthetica and neurectomy: a clinical pathologic study. Neurology 82: 1551-5, 2014

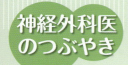

神経外科医のつぶやき

②上殿皮神経障害との出会い

釧路労災病院脳神経外科・末梢神経外科センター ● 井須 豊彦

　身体に触れてわかる腰痛疾患の一つである仙腸関節障害との出会いがなければ，上殿皮神経障害とは出会わなかったと思います．

　村上栄一先生（JCHO仙台病院整形外科副院長，腰痛仙腸関節センター長）は，腰痛の原因として，腰椎周辺疾患，特に仙腸関節の痛みに注目していました（1995年より）．2007年のある研究会で村上先生の仙腸関節障害に関する講演を聞き感動し，即座に仙腸関節障害の治療を導入しようと思いました．村上先生は講演の中で＜難治性の腰下肢痛を訴える患者さんに仙腸関節ブロックを行い痛みが消失した症例を提示し，患者さんとの出会いに感謝している＞と話されていました．

　当時，釧路労災病院脳神経外科で研修していた森本大二郎先生（現・日本医科大学脳神経外科）が村上先生のもとで，診察の仕方やブロック療法を学び，仙腸関節障害の治療法を導入，脊椎周辺や殿部を触れたり，押したりする診察を行うようになりました．そのため，腸骨稜上に圧痛がみられる上殿皮神経障害に注目することができたと思っています．それまでは，脊椎脊髄疾患の画像診断を中心に診療を行っていた私にとっては，大きなターニングポイントとなった出来事でした．2013年には＜局所麻酔下での上殿皮神経剥離術の手術手技＞がJ Neurosurg Spineに掲載され，世界的に評価されました[1]．体に触れてわかる腰痛が存在することを教えていただいた村上先生に感謝です．

　しかしながら，コンピューター時代に育ち，画像中心の診療に慣れている医師や患者さんにとっては受け入れがたい疾患概念であり，世の中に受け入れられるには時間がかかりそうです．今後，上殿皮神経障害による腰痛を世の中に普及させたいという志を持った仲間と共に普及活動を行っていこうと思います．

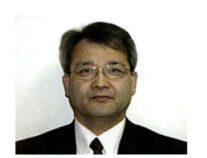

図1　村上栄一先生
（写真提供：日本仙腸関節研究会）

引用・参考文献

1) Morimoto D, Isu T, Kim K, et al: Surgical treatment of superior cluneal nerve entrapment neuropathy. J Neurosurg Spine 19: 71-5, 2013

3 腰殿部末梢神経障害の診断・手術

2 中殿筋障害

A 診断のポイント

日本医科大学千葉北総病院脳神経外科 ● 金 景成

1 中殿筋と腰痛

　中殿筋（gluteus medius muscle）は，腸骨と大腿骨頭とを結ぶ殿部の筋肉で，小殿筋の上を覆い，一部大殿筋の下に隠れて存在する（図1）．表面は硬い殿筋腱膜で覆われ，深部は腸骨によって囲まれている．片足立ちや下肢の外転時に最も緊張し，骨盤の安定化に寄与するが，腰痛との関連についても多くの報告がみられる．

　慢性腰痛患者では中殿筋の筋力は弱く[1-4]，それを代償してか中殿筋の活性は高く[4]，中殿筋の使用パターンも異なるようである[5-7]．このような中殿筋の筋力低下は，同部の筋筋膜性疼痛と関連し，腰痛患者に共通した問題として存在するとの報告もみられる[2, 8-10]．以上のような結果は，中殿筋が慢性腰痛で何かしらの，明らかな役割を演じていることを示唆しているが，腰痛患者で中殿筋部に痛みを伴うことが多いことを示している．

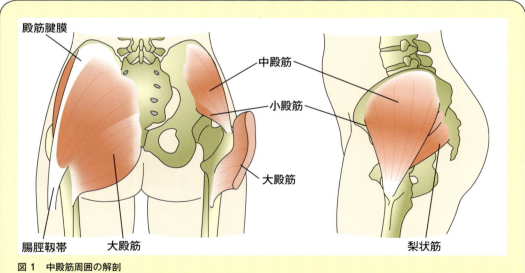

図1　中殿筋周囲の解剖
中殿筋は，腸骨と大腿骨頭とを結ぶ殿部の筋肉で，小殿筋の上を覆い，一部大殿筋の下に隠れて存在する．表面は硬い殿筋腱膜で覆われ，深部は腸骨によって囲まれている．

2 中殿筋障害

　上記のような背景のもと，日常臨床で経験する難治性殿部痛の原因として中殿筋障害が報告された[11]．その原因や病態については依然不明であるが，腰痛との関連が示唆されている．

　具体的な症状としては，体動や歩行などに伴う中殿筋部の痛みが主であり，大腿後側面に痛みが放散することが少なくない．症状は歩行や立位，片脚立位などで悪化することが多く，長時間の座位でも悪化しやすい．そのため間歇性跛行を呈することもあり，下肢症状を伴うことが多いため腰椎疾患と間違いやすい．

3 中殿筋障害の診断

　画像診断は無効であり，臨床症状から判断することとなる．患側の中殿筋部の痛みをもたらすが，両側例も存在する．痛みは，上記のように体動に伴って悪化しやすい．大殿筋との境界部の中殿筋部で，腸骨稜と大転子からほぼ同じ距離のところに強い圧痛があるのが特徴であり，時に大腿後側面に痛みが放散する（図2）．

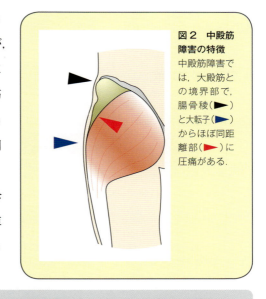

図2　中殿筋障害の特徴
中殿筋障害では，大殿筋との境界部で，腸骨稜（▶）と大転子（▶）からほぼ同距離部（▶）に圧痛がある．

　中殿筋ブロックにより症状が改善することが診断には有用であるが，ブロックに伴い中殿筋麻痺が起こることもあり，その際，数時間歩行ができなくなることがあるため，注意が必要である．

> **Check!**　大殿筋との境界部の中殿筋部で，腸骨稜と大転子からほぼ同じ距離のところに強い圧痛があるのが特徴である．

4 中殿筋障害の治療

　まずは投薬やストレッチなどの保存療法を行う．難治性の場合には中殿筋ブロックを行うが，繰り返すブロックにより累積効果がみられることがある．これら保存療法にても強い痛みが残る場合には，局所麻酔下の中殿筋除圧術を考慮する．

　腰椎疾患や上殿皮神経障害などの合併がない中殿筋障害単独例10例の報告では，平均24カ月の術後経過観察にて，Numerical Rating Scale（NRS）は7.0から0.8と軽減した[11]．

5 中殿筋障害の病態

　中殿筋障害の病態については不明であり，なぜこのような外科治療で症状が改善するのかについても，依然不明である．われわれは上記のような解剖学的な背景および中殿筋除圧術によって症状が改善するとの事実から，中殿筋の慢性的なコンパートメント症候群が本病態にかかわっている可能性について考えている．また，中殿筋筋膜を除圧することによって，間接的に支配神経である上殿皮神経や中殿皮神経などが除圧されることが症状改善にかかわっているのかもしれない．

　また，生体力学的な検討によると，腰椎疾患で亢進した傍脊柱筋の筋緊張は胸腰筋膜の緊張をもたらし，さらに殿筋腱膜や腸脛靱帯を通じ殿部や下肢へ伝達すると言われているが[12]，中殿筋筋膜を切ってこの痛みの伝達を絶つことで症状が改善する可能性もあるのかもしれない．

引用・参考文献

1) Arab AM, Nourbakhsh MR: The relationship between hip abductor muscle strength and iliotibial band tightness in individuals with low back pain. Chiropr Osteopat 18: 1, 2010
2) Cooper NA, Scavo KM, Strickland KJ, et al: Prevalence of gluteus medius weakness in people with chronic low back pain compared to healthy controls. Eur Spine J 25: 1258-65, 2016
3) Kendall KD, Schmidt C, Ferber R: The relationship between hipabductor strength and the magnitude of pelvic drop in patients with low back pain. J Sport Rehabil 19: 422-35, 2010
4) Penney T, Ploughman M, Austin MW, et al: Determining the activation of gluteus nedius and the validity of the single leg stance test in chronic, nonspecific low back pain. Arch Phys Med Rehabil 95: 1969-76, 2014
5) Marshall PW, Patel H, Callaghan JP: Gluteus medius strength, endurance, and co-activation in the development of low back pain during prolonged standing. Hum Mov Sci 30: 63-73, 2011
6) Nelson-Wong E, Gregory DE, Winter DA, et al: Gluteus medius muscle activation patterns as a predictor of low back pain during standing. Clin Biomech 23: 545-53, 2008
7) Nelson-Wong E, Callaghan JP: Is muscle co-activation a predisposing factor for low back pain development during standing? A multifactorial approach for early identification of at-risk individuals. J Electromyogr Kinesiol 20: 256-63, 2010
8) Bewyer DC, Bewyer KJ: Rationale for treatment of hip abductor pain syndrome. Iowa Orthop J 23: 57-60, 2003
9) Simons DG, Travell JG: Myofascial origins of low back pain. 3. Pelvic and lower extremity muscles. Postgrad Med 73: 99-105, 108, 1983
10) Njoo KH, Van der Does E: The occurrence and inter-rater reliability of myofascial trigger points in the quadratus lumborum and gluteus medius: a prospective study in non-specific low back pain patients and controls in general practice. Pain 58: 317-23, 1994
11) Kim K, Isu T, Chiba Y, et al: Decompression of the gluteus medius muscle as a new treatment for buttock pain: technical note. Eur Spine J 25: 1282-8, 2016
12) Vleeming A, Pool-Goudzwaard AL, Stoeckart R, et al: The posterior layer of the thoracolumbar fascia. Its function in load transfer from spine to legs. Spine 20: 753-8, 1995

3 腰殿部末梢神経障害の診断・手術 **Web**

2 中殿筋障害

B 局所麻酔下での中殿筋除圧術

釧路労災病院脳神経外科・末梢神経外科センター ● 井須 豊彦

　症例は，75歳男性で，左殿部の痛みあり，起立・座位にて痛みが悪化．歩行も困難となり受診．左殿部外側と内側に圧痛が著明で左中殿筋ブロックにて痛みが著明に改善．しかし，ブロック効果が一時的で，投薬などの保存的治療に抵抗したため，手術加療（中殿筋除圧術）を行うこととなった．

1 セッティング，体位

S先生 手術は局所麻酔で行います．

R先生 局所麻酔で行うメリットは何ですか？

S先生 全身麻酔によるリスクがなく，全身麻酔が行いにくい高齢者や合併症がある患者さんにも手術を行いやすい利点があります．また局所麻酔で手術を行うことで，手術で除圧されることによる手術中の症状の改善を患者さんに直接確認することができるので，それ以上の過剰な処置を避けることができます．さて，体位はどのようにしますか？

R先生 腹臥位で行おうと思います．

2 皮膚切開

S先生 皮膚切開はどのようにしますか？

R先生 皮膚切開は左殿部外側で，腸骨稜と大転子の中点に当たる圧痛部位を中心に上下に約7cmの縦切開でよろしいでしょうか（図1）？

S先生 良いと思います．皮膚切開前に圧痛点を確認し，マーキングしておいたほうがよい

I先生 脊髄末梢神経疾患の診断と治療を専門にする指導医．
S先生 脳神経外科専門医を取得し，脊髄末梢神経の専門医を目指す．
R先生 脳神経外科専門医を目指している．

「超」入門 手術で治すしびれと痛み　89

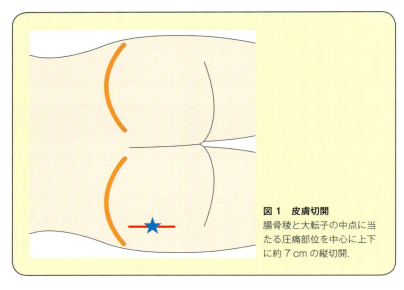

図1　皮膚切開
腸骨稜と大転子の中点に当たる圧痛部位を中心に上下に約7cmの縦切開．

> **Tips**
> 殿部外側の圧痛点以外の圧痛，殿部内側の圧痛部位も確認しておく．

です．殿部外側の圧痛点以外の圧痛，殿部内側の圧痛部位も確認してください．

R先生 なぜ必要ですか？

S先生 術前見られた圧痛が消失することを手術終了の目安にしているためです．殿部外側の圧痛は中殿筋を除圧しても消失しないことが多いのですが，殿部内側の圧痛は消失します．

R先生 わかりました．

3　中殿筋筋膜へのアプローチ

R先生 では，皮膚に局所麻酔します．

S先生 皮膚切開し皮下の脂肪組織を剥離し殿筋腱膜，大殿筋膜を確認してください．

R先生 わかりました．筋膜を確認します．

S先生 皮下組織の剥離は鈍的に行ってください．

R先生 筋膜らしき膜が見えたのですが，大殿筋膜の尾，外側の皮下脂肪組織を剥離すると痛がります．

S先生 その領域（図2A，B）にあらかじめ，局所麻酔薬，リドカイン（キシロカイン®）1mLを浸しておくとよいでしょう．では，これからの操作は手術用の顕微鏡を用いて行ってください．

R先生 筋膜を切開してよいですか？

S先生 最初に，大殿筋膜外側の膜を十分に出してください．皮下脂肪組織から大殿筋膜につながっている細い血管や結合組織を凝固，切断してください（図2C）．

3章●腰殿部末梢神経障害の診断・手術
2. 中殿筋障害

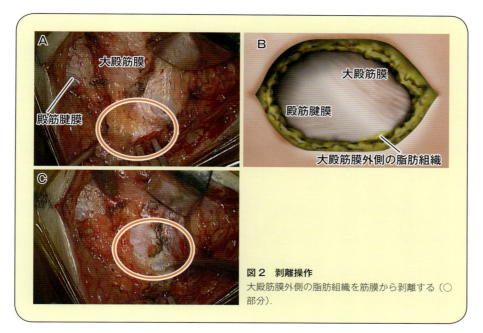

図2 剥離操作
大殿筋膜外側の脂肪組織を筋膜から剥離する（○部分）．

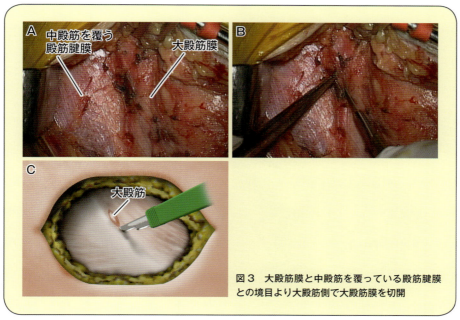

図3 大殿筋膜と中殿筋を覆っている殿筋腱膜との境目より大殿筋側で大殿筋膜を切開

R先生 わかりました．大殿筋膜を外側，尾側まで十分に出しました．

4 中殿筋除圧術

S先生 大殿筋膜と中殿筋を覆っている殿筋腱膜との境目がわかりますか？

R先生 盛り上がっているのが大殿筋ですね．わかりました（図3A）．

「超」入門 手術で治すしびれと痛み 91

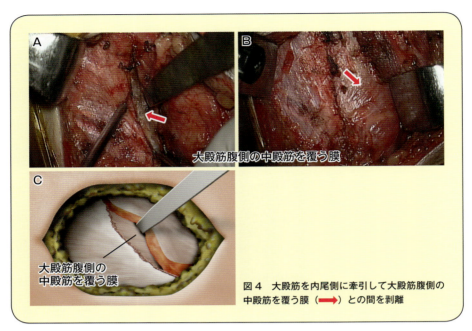

図4 大殿筋を内尾側に牽引して大殿筋腹側の中殿筋を覆う膜（➡）との間を剥離

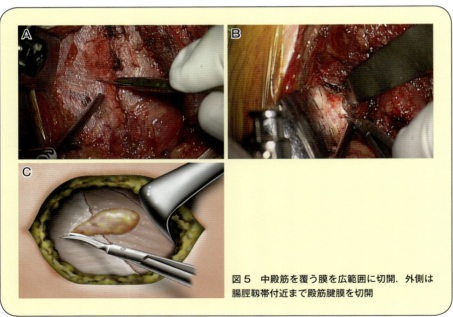

図5 中殿筋を覆う膜を広範囲に切開．外側は腸脛靱帯付近まで殿筋腱膜を切開

S 先生 境目より大殿筋側で大殿筋膜に切開を加えてみてください（図3B，C）．

R 先生 切開しました．大殿筋が盛り上がってきました．大殿筋を内尾側に牽引して大殿筋腹側の中殿筋を覆う膜との間を剥離しようと思います．

S 先生 十分に剥離して中殿筋を覆う膜を露出してください．

R 先生 十分に剥離しました（図4A～C）．中殿筋を覆う膜はどこまで切開しますか？

3章●腰殿部末梢神経障害の診断・手術
2. 中殿筋障害

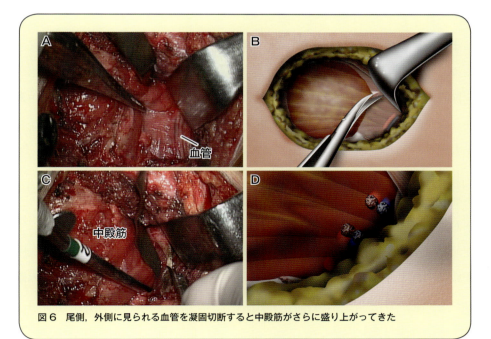

図6 尾側，外側に見られる血管を凝固切断すると中殿筋がさらに盛り上がってきた

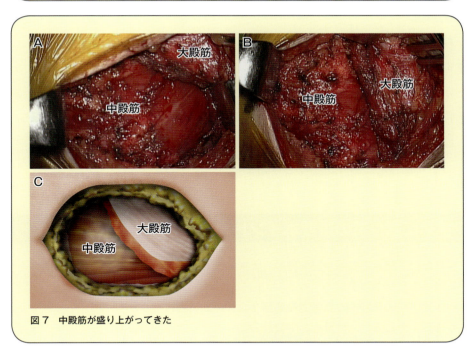

図7 中殿筋が盛り上がってきた

S先生 最初に，十字切開してください（図5A）．頭側は腸骨稜付近までで十分です．腸骨稜は手で触れるとわかると思います．外側は腸脛靱帯付近まで，内側は仙腸関節付近まで殿筋腱膜を切開してください．

R先生 十字切開しました（図5A〜C）．中殿筋が盛り上がってきました．中殿筋の除圧操

「超」入門 手術で治すしびれと痛み 93

作を終了してもよいでしょうか？

I先生 手術前に圧痛の見られた殿部内側を押してみてください．

R先生 押してみます．まだ，痛がります．

I先生 除圧がまだ不十分であると思います．大殿筋外側部を内尾側へ牽引し，中殿筋を覆う膜を露出してください．

R先生 大殿筋外側部を内尾側に牽引しました．血管が見えてきました（図6A，B）．どうしたらよいでしょうか．

I先生 血管を凝固切断して，筋膜を十分に切開してください（図6A，B）．

R先生 わかりました．中殿筋がさらに盛り上がってきました（図7A〜C）．

S先生 最初に圧痛が見られた殿部内側の圧痛はどうなりましたか？

R先生 殿部内側を押してみます．圧痛は消失しました．患者さんは，殿部の痛みが軽くなっていると言っています．

I先生 手術を終了しましょう．

S先生 **R先生** わかりました．殿部内側の圧痛消失の有無が除圧終了の目安になるのですね．勉強になりました．

R先生 止血を確認し，皮下にペンロースドレーンを1本留置しました．手術後，注意すべきことがありますか．

S先生 特にありません．病棟に戻ったら，食事，歩行を許可してください．また，明日にはドレーンを抜去し，退院してもよいです．

R先生 わかりました．ありがとうございました．

! 手術に際しての重要ポイント

1. 鈍的に皮下組織を剥離し殿筋腱膜，大殿筋膜を同定する．その際，外側，尾側を十分に剥離することが重要．
2. 中殿筋膜の切開は大殿筋腹側の筋膜を含め，広範囲に行う．
3. 手術終了の目安は，外見上の中殿筋の盛り上がり，症状の軽減，殿部内側の圧痛の消失である．

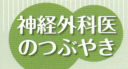

③中殿筋障害による腰痛との出会い

釧路労災病院脳神経外科・末梢神経外科センター ● 井須 豊彦

　2010年11月より腰痛治療として上殿皮神経剥離術を行ってきましたが，術後改善した腰痛が再び出現する症例に出くわしました（腸骨稜上の圧痛は消失しているのですが）．

　殿部外側に圧痛がみられたため，上殿皮神経末梢か他の神経の絞扼性神経障害と考え，圧痛部位での神経剥離術を試みました．皮下組織，さらに中殿筋膜を切開し，中殿筋内を含め，責任神経を検索したが同定できず，手術を終了．神経を同定できなかったにもかかわらず，術後，腰痛は消失．その後，3例同様な症例を経験しました．4例目では神経の探索を行わず，中殿筋膜切開のみを行いましたが，腰痛が改善しました．

　筋膜切開にて，中殿筋が盛り上がってくる所見（図1）が全例でみられたことから，中殿筋のコンパートメント症候群が本病態にかかわっている可能性があります．また，中殿筋膜を除圧することによって，間接的に上殿皮神経や中殿皮神経などが除圧されることが症状改善にかかわっているのかもしれません．

　中殿筋障害による腰痛は，鍼灸師や整体師の間では，よく知られている病態です．腰痛治療成績を向上させるためには，中殿筋障害に対する治療を世に広めることが重要であると思います．

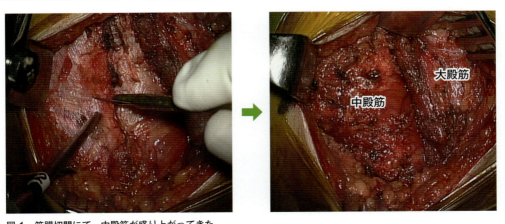

図1　筋膜切開にて，中殿筋が盛り上がってきた

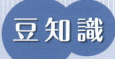

⑦梨状筋症候群

岩手医科大学脳神経外科 ● 菅原 淳, 石垣 大哉

はじめに

　腰痛，殿部痛，坐骨神経痛の原因としては，腰椎変性疾患などさまざまな疾患があるが，その一つとして梨状筋症候群（piriformis syndrome）がある．

　梨状筋は，仙骨と大転子をつなぐ筋肉であり（図1），この筋肉に負担がかかることで殿部痛を引き起こすが，近接する坐骨神経にも影響を与え，S1神経根症と似た坐骨神経痛が生じる[1]．梨状筋や坐骨神経の解剖学的破格により，生じやすくなるとも言われている．頻度は，全腰痛の5〜6%とも報告されており，思いのほか少なくなく[2]，全腰痛の85%とされている非特異的腰痛の原因の一つと思われる．

症　状

　特異的な症状はなく，殿部痛と坐骨神経症状としての下肢後面のしびれや疼痛などが症状であるが，足首から下まで症状が放散するのは稀である．長時間の座位により症状が誘発されたり悪化する場合には，梨状筋症候群を疑わせる所見である．運動負荷や外傷・腫瘍などにより梨状筋症候群が出現したとの報告もみられるが，特発性として腰椎疾患と併発することも少なくない．

診　断

　梨状筋症候群の診断は，画像や電気生理検査ではできないため，主に臨床症状と触診により行われる．触診では，殿部にコリコリとソーセージ様に腫大した梨状筋が触れ（図2），同部に強い圧痛があり，時に坐骨神経に沿った放散痛を認める．誘発テストとしての疼痛負荷試験は，特異度は低いものの，Freiberg test（仰臥位にて股関節屈曲内旋を強制させる）やPace test（仰臥位にて股関節屈曲外転外旋させて抵抗を加える）などがある．梨状筋症候群が疑われた場合，梨状筋ブロックによる症状改善効果が梨状筋症候群の診断に有効である[3,4]．

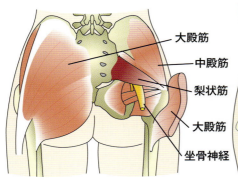

図1 梨状筋の解剖

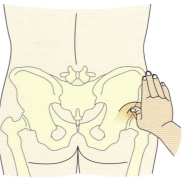

図2 梨状筋の触診部
真下に押すことで，コリコリと緊張した梨状筋を触れ，押すことによる坐骨神経に沿った下肢への放散痛を認める．

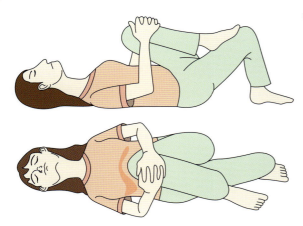

図3 梨状筋ストレッチ

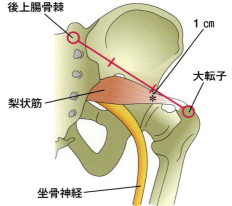

図4 梨状筋ブロックの位置
後上腸骨棘と大転子を結ぶ線の外側1/3の点から1cm（＊）尾側から刺入し，針先が骨盤に達したら2cm引いて局所麻酔薬を注入．

治　療

　梨状筋症候群の治療は，梨状筋ストレッチや梨状筋ブロックが行われる．多くの場合，ストレッチ運動による筋緊張の解除で症状の改善が期待できるが（図3），ストレッチ運動（図4）による効果が乏しい場合には，梨状筋ブロック（局所麻酔薬とステロイド）が行われる．梨状筋ブロックでは，麻酔薬が坐骨神経へ至ると一過性に下肢麻痺を呈するため注意が必要である．

以上のような保存療法に抵抗する場合には梨状筋離断術が行われるが決して多くはない.
梨状筋離断術の手術成績は（診断が正しければ）良好である[5, 6].

引用・参考文献

1) Gragic V: Piriformis syndrome: etiology, pathogenesis, clinical manifestations, diagnosis, differential diagnosis and therapy. Lijec Vjesn 135: 33-40, 2013
2) Robinson DR: Piriformis syndrome in relation to sciatic pain Am J Surg 73: 355-8, 1947
3) 遠藤将吾, 井須豊彦, 笹森　徹, 他：梨状筋症候群4症例に対する保存的加療の治療成績. 脳外速報 18: 1410-5, 2008
4) Filler AG, Haynes J, Jordan SE, et al: Sciatica of nondisc origin and piriformis syndrome: diagnosis by magnetic resonance neurography and interventional magnetic resonance imaging with outcome study of resulting treatment. J Neurosurg Spine 2: 99-115, 2005
5) Benson ER, Schutzer SF: Posttraumatic piriformis syndrome: diagnosis and results of operative treatment. J Bone Joint Surg 8: 941-9, 1999
6) 橘　滋國：絞扼末梢神経障害の手術治療. No Shinkei Geka 30: 809-21, 2002

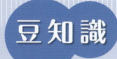

⑧ 仙腸関節障害

JCHO 仙台病院整形外科／腰痛・仙腸関節センター ● 黒澤 大輔，村上 栄一

はじめに

　仙腸関節（sacroiliac joint）は脊柱の根元に位置し，わずかな動きを有す関節面と後方の強固な靱帯群で構成される[1]．この関節は，高層建築物の免震構造や自動車，航空機の車輪のダンパー機構のように衝撃吸収装置として働き，人体になくてはならない存在である[2]．

　仙腸関節の病態の大部分は，日常生活で常に働いているこの関節に生じた微小な不適合による機能障害（仙腸関節障害）である（図1）[4]．左右どちらかの片側に発症するが，両側例もある．腰殿部・下肢痛の原因となり，腰椎疾患，上殿皮神経障害との鑑別が重要である．仙腸関節の微小な不適合は，現時点では画像所見として捉え難いため，仙腸関節由来の痛みであるか否かは最終的に仙腸関節ブロックの効果から判断する．

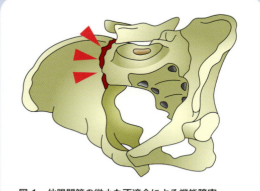

図1　仙腸関節の微小な不適合による機能障害
（文献3を参考に作成）

　そのため，仙腸関節障害に特徴的な身体所見を捉え，仙腸関節ブロックを試みることが診断への近道である．われわれは，仙腸関節障害と手術的治療の対象となりやすい腰椎疾患（腰椎椎間板ヘルニア，腰部脊柱管狭窄症）の鑑別を容易にするため，仙腸関節スコアを開発した[5]．以下の6項目の所見が仙腸関節障害を見つけるのに有効である（図2）．

① One finger test

　最も痛い部位の中心を，患者に1本指で指してもらう検査で，上後腸骨棘（posterior superior iliac spine：PSIS）周囲2cm以内を指せば，仙腸関節由来の痛みを疑う．PSIS外側の腸骨稜上を指す場合は，上殿皮神経障害を疑う．厳密な疼痛領域の同定には，One finger testが極めて有用である[6]．

② 鼠径部痛

　仙腸関節障害の約半数の症例で鼠径部痛を伴う．上位腰部神経根症やL4/5椎間板症でも生じるが，非常に稀である．

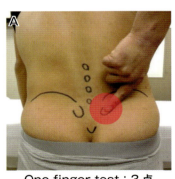
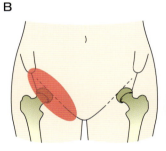
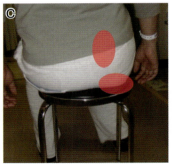
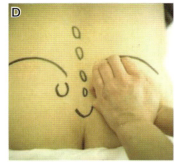
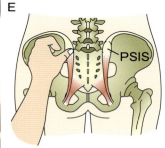
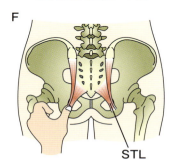

図2 仙腸関節スコアに含まれる6つの臨床所見
A：One finger test：3点.　　B：鼠径部痛：2点.　　C：椅子座位時疼痛：1点.
D：Newton test 変法：1点.　E：PSISの圧痛：1点.　F：STLの圧痛：1点.
合計4点以上で仙腸関節由来の痛みを疑い，ブロックによる確定診断を試みる.

③椅子座位時疼痛誘発

背もたれのない椅子に座ると患側のPSIS，坐骨結節部に痛みを生じる.

④Newton test 変法（Sacroiliac joint shear test [1]）

腹臥位で仙腸関節部に直接圧迫を加え，疼痛が誘発されるか否かをみる.

⑤PSISの圧痛

PSISは腸骨の隆起であり，触知しやすい.

⑥仙結節靱帯（sacrotuberous ligament：STL）の圧痛

STLは，母指で坐骨結節を触れ，その指を頭側に移動すると付着部を触知できる.

仙腸関節障害の診断と治療

仙腸関節ブロックが診断と保存療法の主軸をなす．関節の機能障害である仙腸関節障害の発痛源は主に関節後方靱帯内にあると考えられるため，後方靱帯ブロックが関節腔内ブロッ

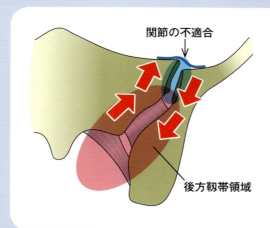

図3 仙腸関節障害と発痛源
関節面の微小な不適合を生じると，後方靱帯内の神経終末が異常を感知し，痛みとしての信号を送る．

クより有効である（図3）[7]．まず，ベッドサイドの簡易的な仙腸関節後方靱帯ブロックを行い（図4A），効果不十分な場合には透視下での後方靱帯ブロックを行う（図4B）．8割近くはこれにより十分ブロック効果が得られる[7,8]が，効果不十分な場合には関節腔内ブロックを行う（図4C）．後方靱帯ブロックまたは関節腔内ブロックで70％以上の疼痛軽快が得られた例を仙腸関節障害と確定診断する．

　保存療法は，まずは仙腸関節ブロックで段階的な疼痛軽減を図る．理学療法として機能障害を改善する関節運動学的アプローチ（arthrokinematic approach：AKA）−博田法が有効である．また，仙腸関節への負荷軽減を目的とした腰椎および股関節可動域訓練，腹横筋や腰仙椎多裂筋トレーニングも効果的である．あらゆる保存療法を6カ月間以上行っても，日常生活，就労復帰が困難な場合には，仙腸関節固定術を検討する．強固な固定と関節癒合が期待できる前方法を主に用いている．特に歩行時間，座位時間が改善し，7〜8割は社会復帰可能であった[9]．

（仙腸関節障害の診断とブロック法の概要については，日本仙腸関節研究会ホームページ http://www.sentyo-kansetsu.com/jp/media.php にて動画で閲覧可能である．）

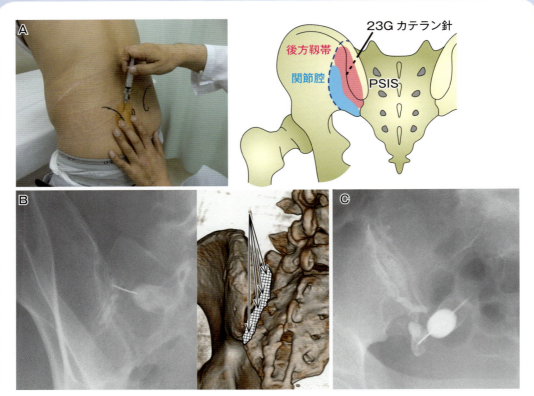

図4　仙腸関節ブロック
A：ベッドサイド後方靱帯ブロック：PSISの位置を指で同定し，その裏の後方靱帯領域に針先が到達するように刺入する．
B：透視下での後方靱帯ブロック．C：透視下での関節腔内ブロック．

引用・参考文献

1) Bernar TN, Classidy JD: The sacroiliac joint syndrome. Pathophysiology, diagnosis and management, 2343-63, (Frymoyer JW [ed]: The Adult Spine: Principles and Practice. Lippincott-Raven Publishers, Philadelphia, 1997)
2) 村上栄一：仙腸関節の基礎, 5-23, (村上栄一：診断のつかない腰痛 — 仙腸関節の痛み. 南江堂, 東京, 2012)
3) Kapandji IA, 萩島秀男監訳：カパンディ 関節の生理学 Ⅲ, 体幹・脊柱. 医歯薬出版, 東京, 1986, pp59
4) Murakami E, Kurosawa D, Ozawa H: Sacroiliac joint injection to diagnose SIJ-related pain: intra-articular or peri-articular? Osteoporose and Rheuma Aktuell 4: 24-8, 2015
5) Kurosawa D, Murakami E, Ozawa H, et al: A diagnostic scoring system for sacroiliac joint pain originating from the posterior ligament. Pain Med, June 10, 2016 [Epub ahead of Print]
6) Murakami E, Aizawa T, Noguchi K, et al: Diagram specific to sacroiliac joint pain site indicated by one-finger test. J Orthop Sci 13: 492-7, 2008
7) Murakami E, Tanaka Y, Aizawa T, et al: Effect of periarticular and intraarticular lidocaine injections for sacroiliac joint pain: prospective comparative study. J Orthop Sci 12: 274-80, 2007
8) 黒澤大輔, 村上栄一, 古賀公明, 他：仙腸関節痛の画像診断. 脊椎脊髄 29: 181-5, 2016
9) 村上栄一, 黒澤大輔, 相澤俊峰：難治性仙腸関節障害に対する仙腸関節固定術の長期成績. 脊椎脊髄 29: 215-23, 2016

4

下肢末梢神経障害の診断・手術

4 下肢末梢神経障害の診断・手術

1 絞扼性総腓骨神経障害

A 診断のポイント

帝京大学医学部附属病院脳神経外科 ●岩本 直高

1 絞扼性総腓骨神経障害とは

絞扼性総腓骨神経障害は，総腓骨神経（common peroneal nerve）が腓骨骨頭周辺で障害されることにより生じるが，下肢の絞扼性末梢神経障害の中では最も多いと報告されている[1]。

総腓骨神経は，腓骨骨頭近傍で皮下の浅い層を走行し，かつ長腓骨筋，ヒラメ筋，腓骨などで構成されるタイトな線維骨性トンネルを貫通するため，外的圧迫の影響を受けやすい解剖学的な背景を有する（図1）。外的要因として，手術体位やストッキングの着用，ギプスによる圧迫，骨折などの外傷や同部での腫瘍などに加え，脚を組んだり，しゃがみこんだりする動作でも起こり得るが，日常生活動作で何ら誘引なく起こる特発性のものも報告されている[2, 6, 7]。

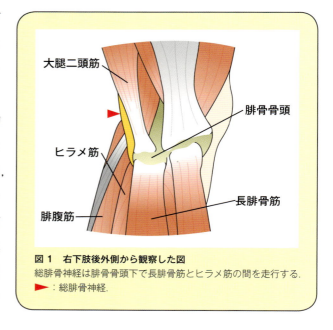

図1　右下肢後外側から観察した図
総腓骨神経は腓骨骨頭下で長腓骨筋とヒラメ筋の間を走行する．
▶：総腓骨神経．

> **Check!** 絞扼性総腓骨神経障害は，総腓骨神経が腓骨骨頭周辺で障害されることにより生じ，下肢の絞扼性末梢神経障害の中では最も多いと報告されている．

2 臨床症状

症状としては，下腿外側部から足背部にかけての総腓骨神経領域の痛み（図2），しびれなどの感覚障害と前脛骨筋，長趾伸筋，長母趾伸筋など総腓骨神経支配筋の運動麻痺である．運動麻痺が高度になると下垂足を呈するため，そのような疾患として広く認識されている．

しかしながら下腿外側部から足背部にかけての痛み，しびれが主症状となり，強い麻痺を伴わずとも ADL や QOL へ影響を与えるものも少なくない[2-5]．近年では，感覚障害が主症状であり，間欠性跛行を伴った絞扼性総腓骨神経障害に関する報告もみられる[2, 4, 8]．

3 診断

診断は，上記臨床症状に加え，腓骨骨頭近傍での圧痛や Tinel 様徴候を認めることで主につけられる．総腓骨神経の神経伝導検査を行い，絞扼部位を挟んで総腓骨神経の伝導速度の低下や伝導ブロックなどが認められる場合は，電気生理学的に診断可能であるが[1-3, 6]，運動麻痺が軽度の場合には電気生理学的診断が偽陰性を呈することもあり，その診断は臨床症状のみに頼らざるを得ないことも少なくない．

以下に診断のポイントを記載する．

①感覚障害の範囲が下腿外側から足背部にかけての総腓骨神経支配領域である．
②運動麻痺が前脛骨筋，長趾伸筋，長母趾伸筋などの総腓骨神経支配筋のみに出現している．特に，中殿筋や後脛骨筋は同じ L5 神経支配であるが総腓骨神経支配ではないため，それらの麻痺の有無を確認することは L5 神経根症との鑑別に有用である．
③腓骨骨頭下に圧痛や Tinel 様徴候を認める．
④運動麻痺が軽微で間欠性跛行を呈することがある．このような場合，負荷試験として，足関節の連続底屈運動負荷試験が有用である（豆知識⑨〔p.119〕参照）．

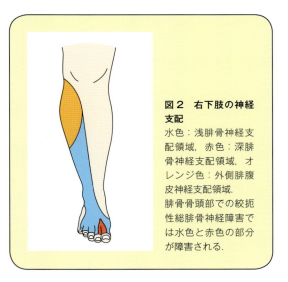

図2　右下肢の神経支配
水色：浅腓骨神経支配領域，赤色：深腓骨神経支配領域，オレンジ色：外側腓腹皮神経支配領域．腓骨骨頭部での絞扼性総腓骨神経障害では水色と赤色の部分が障害される．

4 治療

絞扼性総腓骨神経障害の保存的治療は，ビタミン B12 製剤や NSAIDs，神経障害性疼痛治療に準じた内服などを行う．下垂足を呈する症例には足関節保持装具を用いた安静，理学療法などが行われている[10]．

保存療法に抵抗する場合は外科的治療として，全身麻酔下に絞扼部位での総腓骨神経剥離術の有用性に関する報告が散見される[1-5, 9, 11]．われわれは短期成績ではあるが，局所麻酔下の低侵襲な手術による良好な手術成績を報告している[2, 4, 8, 11]．

引用・参考文献

1) Humphreys DB, Novak CB, Mackinnon SE: Patient outcome after common peroneal nerve decompression. J Neurosurg 107: 314-8, 2007

2) 岩本直高, 井須豊彦, 千葉泰弘, 他：絞扼性腓骨神経障害の臨床像に関する検討. No Shinkei Geka 43: 309-16, 2015

3) Fabre T, Piton C, Andre D, et al: Peroneal nerve entrapment. J Bone Joint Surg Am 80: 47-53, 1998

4) Kim K, Isu T, Kokubo R, et al: Repetitive plantar flexion (provocation) test for the diagnosis of intermittent claudication due to peroneal nerve entrapment neuropathy: Case Report. NMC Case Report Journal 2: 140-2, 2015

5) Maalla R, Youssef M, Ben Lassoued N, et al: Peroneal nerve entrapment at the fibular head: Outcomes of neurolysis. Orthop Traumatol Surg Res 99: 719-22, 2013

6) 金 景成, 井須豊彦：脳神経外科医として知っておきたい絞扼性末梢神経障害：診断から治療まで. No Shinkei Geka 43: 387-97, 2015

7) Nougueira MP, Paley D: Prophylactic and Therapeutic Peroneal Nerve Decompression for Deformity Correction and Lengthening. Oper Tech Orthop 21: 180-3, 2011

8) Iwamoto N, Kim K, Isu T, et al: Repetitive plantar flexion test as an adjunct tool for the diagnosis of common peroneal nerve entrapment neuropathy. World Neurosurg 86: 484-9, 2016

9) Dellon AL, Ebmer J, Swier P: Anatomic variations related to decompression of the common peroneal nerve at the fibular head. Ann Plast Surg 48: 30-4, 2002

10) 宮坂芳典：腓骨神経麻痺. 整・災害 51: 581-91, 2008

11) Morimoto D, Isu T, Kim K, et al: Microsurgical decompression for peroneal nerve entrapment neuropathy. Neurol Med Chir（Tokyo）55: 669-73, 2015

④ 下肢末梢神経障害の診断・手術 Web

1 絞扼性総腓骨神経障害

B 局所麻酔下での総腓骨神経剥離術

帝京大学医学部附属病院脳神経外科 ● 岩本 直高

　症例は，65歳男性．左下腿外側部の痛み，しびれが立位，歩行で悪化し，歩行も困難となり受診した．症状は総腓骨神経領域に一致し，左腓骨骨頭下に圧痛が著明で，同部位より下腿外側から足背部の総腓骨神経領域に放散するTinel様徴候を認めた．投薬などの保存的治療に抵抗したため，手術加療（総腓骨神経剥離術）を行うこととなった．

1 セッティング，体位（図1）

S先生 手術は局所麻酔で行います．

R先生 局所麻酔で行うメリットは何ですか？

S先生 全身麻酔によるリスクがなく，全身麻酔の行いにくい高齢者や合併症がある患者さんにも手術を行いやすい利点があります．また局所麻酔で手術を行うことで，神経

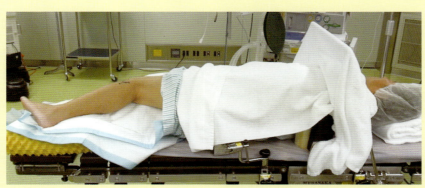

図1　体位
患肢（左下肢）が上にくるような側臥位．腰背部に背板を当て，下肢の下にタオルやスポンジを入れ，楽な体位とする．

I先生 脊髄末梢神経疾患の診断と治療を専門にする指導医．
S先生 脳神経外科専門医を取得し，脊髄末梢神経の専門医を目指す．
R先生 脳神経外科専門医を目指している．

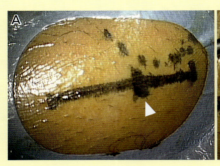
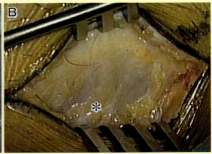

図2　皮膚切開
A：皮膚切開．点線：腓骨骨頭，実線：皮膚切開線，白矢頭：Tinel様徴候部位．
B：皮膚切開後，皮下脂肪直下に下腿筋膜（＊）を確認．

が除圧されることによる症状の改善を，手術中に患者さんから直接確認することができるので，それ以上の過剰な処置を避けることができます．

R先生 なるほど，良いことばかりですね．
S先生 体位はどのようにしますか？
R先生 患側上の側臥位で行います．
S先生 どのような点に注意しますか？
R先生 えーっと……．
I先生 まずは側臥位の患者さんの腰背部に背板を用意し，患者さんが1時間程度は無理なく過ごせるよう調整します．手術を行いやすいようにするため，両下肢の間にタオルなどを挟み，患側の上になる膝が，健側の下になる膝より背側に位置するように調整し，術中，下肢の位置が安定するように心がけます．下肢の位置を維持することが困難な場合には，その際，患側の下肢が落ちないよう，足首を軽く固定することもあります．執刀医は患者さんの背側に位置するかたちで手術を行います．

> **Check!** 手術を行いやすいようにするため，両下肢の間にタオルなどを挟み，患側の上になる膝が，健側の下になる膝より背側に位置するように調整し，術中，下肢の位置が安定するように心がける．

2　皮膚切開（図2）

S先生 皮膚切開はどのようにしますか？
R先生 腓骨骨頭，Tinel様徴候部位を参考に決定します．

4章●下肢末梢神経障害の診断・手術
1. 絞扼性総腓骨神経障害

> **S先生** Tinel 様徴候部位は末梢神経の絞扼部位とも考えられるので，皮膚切開を置く部位を決めるのに参考となります．具体的には，腓骨骨頭背側部から Tinel 様徴候部位を含み，長腓骨筋とヒラメ筋の間を通る 4 〜 5 cm ほどの皮膚切開を設けます．足関節の底屈によりヒラメ筋の筋腹が触診しやすくなるので，確認してください．手術に熟練した術者は 3 cm ほどでも手術可能ですが，経験の少ない術者は 4 〜 5 cm ほど設けたほうが，手術操作が容易になります．

> **R先生** 皮膚切開をこのようにし，Tinel 様徴候部位に印を付けました（図2A）．

> **S先生** いいですね．Tinel 様徴候消失は，神経剥離終了の良い指標の一つなので，体位をとった後にマーキングすることが大切です．

3 総腓骨神経へのアプローチ

> **R先生** では，皮膚に局所麻酔します．

> **S先生** 局所麻酔はどのように行いますか，また，そのときの注意点は何ですか？

> **R先生** 局所麻酔は，1% リドカイン 3 mL 程度使用します．注意点は，えーっと，局所麻酔薬によるアレルギー反応でしょうか．

> **S先生** もちろんアレルギー反応も大切ですが，局所麻酔薬が下腿筋膜下の総腓骨神経に影響が及ばないようにすることがこの手術を行う上でのポイントですね．総腓骨神経にまで麻酔の影響が及ぶとどうなりますか？

> **R先生** 運動麻痺の原因になると思います．

> **S先生** 一過性運動麻痺にもなりますし，手術中の症状の変化もわからなくなりますので，注意しましょう．鎮静薬はどうしますか？

> **R先生** 使用しません．

> **S先生** そのとおりですね．理由はもうわかりますね？

> **R先生** はい．術中に神経剥離が十分かどうか，痛み，しびれの軽減，圧痛，Tinel 様徴候消失の確認を正確にするためです．

> **S先生** では実際に手術を開始しましょう．まず皮膚を切開すると，皮下脂肪織の深部には何が確認できますか？

> **Check!** 術中に神経剥離が十分かどうか，痛み，しびれの軽減，圧痛，Tinel 様徴候消失の確認を正確にするため，局所麻酔薬が下腿筋膜下の総腓骨神経に影響が及ばないようにする．

「超」入門 手術で治すしびれと痛み　**109**

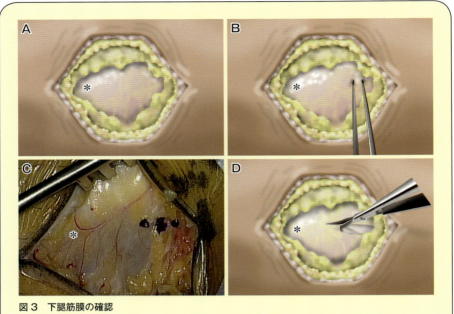

図3 下腿筋膜の確認
A：皮膚切開後，皮下脂肪直下に下腿筋膜（＊）を確認．
B：下腿筋膜上で神経刺激装置を使用し，総腓骨神経の走行を同定．
C：腓骨神経を同定後，腓骨神経の走行をピオクタニンでマーキング．
D：下腿筋膜をマーキングに沿って，切開．

R先生 下腿筋膜が確認できます（図2B，図3A）．

S先生 そうですね．下腿筋膜確認後，どうしますか？

R先生 神経刺激装置を用いて，総腓骨神経の走行を同定していきます（図3B，C）．

S先生 そのとおりです．下腿筋膜を総腓骨神経の走行に沿って切開しましょう．

R先生 切開しました．直下に神経が見えます（図3D，図4A）．

S先生 では，剥離操作に進みましょう．

4　総腓骨神経の剥離

R先生 総腓骨神経に沿って中枢側と末梢側の剥離を行っていきます．

S先生 具体的には中枢側と末梢側はどこまででしょうか？

R先生 中枢側は腓骨骨頭の高さまでです．末梢側は絞扼部位が解除できるまでだと思います．

S先生 そのとおりです．主な絞扼部位は総腓骨神経がヒラメ筋と長腓骨筋間を通るところや長腓骨筋腱膜から構成される線維骨性トンネル（図4B）であることが多いので，末梢側は長腓骨筋内に総腓骨神経が貫通するところまでを一つの目安としますね．

4章●下肢末梢神経障害の診断・手術
1. 絞扼性総腓骨神経障害

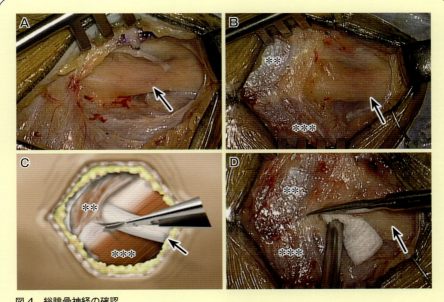

図4 総腓骨神経の確認
A：下腿筋膜を切開し，直下の総腓骨神経（⟶）を確認．
B：総腓骨神経（黒矢印）は遠位部で，長腓骨筋（**）とヒラメ筋（***）の間を走行している．
C：長腓骨筋（**）とヒラメ筋（***）の結合部を切離しているシェーマ．
D：長腓骨筋（**）とヒラメ筋（***）の結合部を切離開始．

R先生 中枢側は剥離しました．末梢側の剥離をしていきます．

S先生 末梢側の絞扼はどうですか？

R先生 長腓骨筋とヒラメ筋の間で神経の絞扼は強いと思います（図4B）．

S先生 そうですね．では，まず総腓骨神経上で長腓骨筋とヒラメ筋の間を切離していきましょう（図4C, D, 図5A）．

I先生 長腓骨筋，ヒラメ筋の剥離時には通常，数本の血管があるので，慎重に剥離しましょう．同部位の止血に凝固止血は必要になりますが，神経に近く痛みを訴えるため，なるべく出血させないように剥離することが大切です．

R先生 わかりました．慎重に，そして十分に剥離して長腓骨筋内に総腓骨神経が貫通するところまで開放していきます．

S先生 深部にも絞扼部位が残存しているようですので，そこもきちんと除圧しましょう（図5B, C）．

R先生 患者さんが自覚的に痛み，しびれが軽くなったと言っています．

S先生 そうですね．圧痛とTinel様徴候も確認しましょう．

R先生 両方とも消失していまので，剥離を終了とします（図6A, B）．

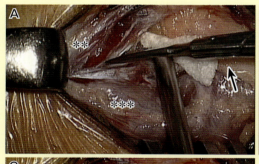
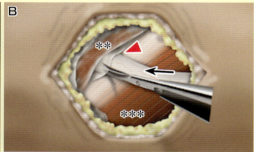
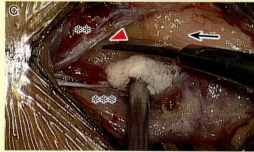

図5 剥離操作
A：長腓骨筋（**）とヒラメ筋（***）の結合部切離を遠位部まで施行.
B，C：長腓骨筋（**）を腹側（写真上側）へ牽引したところ, 術野内遠位部で総腓骨神経（──→）への圧迫（▶）が残存しており, 剥離を追加した.

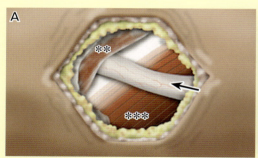
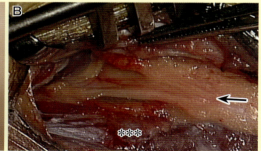

図6 肉眼的剥離の終了　** 長腓骨筋, *** ヒラメ筋, ──→ 総腓骨神経
A：肉眼的剥離を終了としたシェーマ.

S先生 それでは止血確認し, ペンローズドレーンを留置して, 閉創しましょう.

R先生 術後の安静, 固定は必要でしょうか？

S先生 不要ですよ. 病棟では食事も通常どおり食べてもらい, 歩行制限などもありません. 明日ドレーンも抜去して, 退院調整していきましょう.

R先生 はい, わかりました.

4 章●下肢末梢神経障害の診断・手術
1. 絞扼性総腓骨神経障害

! 手術に際しての重要ポイント

1. 総腓骨神経は，神経刺激装置を用いて，皮膚上，下腿筋膜上で確認する．下腿筋膜切開後脂肪織内で同定困難な場合も，再度神経刺激装置を使用する．

2. 神経の剥離操作は，マイクロ用のハサミを用いて，周囲血管を損傷しないよう行う．長腓骨筋，ヒラメ筋の剥離時には通常，数本の血管があるので，慎重に剥離する．同部位の止血に凝固止血は必要になるが，神経に近く痛みを訴えるため，なるべく出血させないように剥離する．

3. 手術は，肉眼上の絞扼の解除，症状の軽減，Tinel 様徴候の消失を確認し終了する．

4 下肢末梢神経障害の診断・手術

1 絞扼性総腓骨神経障害

C 局所麻酔下での浅腓骨神経剥離術

釧路労災病院脳神経外科 ● 松本 順太郎
帝京大学医学部附属病院脳神経外科 ● 岩本 直高

　症例は，62歳女性，主訴は右足背部の痛み，しびれである．立位，歩行にて痛みが悪化し，歩行も困難となるため受診した．右外果より7～20cmにかけて5カ所で足背部の浅腓骨神経領域に放散するTinel様徴候を認めた．投薬などの保存的治療に抵抗したため，手術加療（浅腓骨神経剥離術）を行うこととなった．

1 浅腓骨神経障害

S先生 今回の手術は浅腓骨神経剥離術ですね．絞扼性浅腓骨神経障害とはどんな病気かわかりますか？

R先生 はい，浅腓骨神経（superficial peroneal nerve）は総腓骨神経が腓骨骨頭部を通過し，少し下行したところで分枝します．その後，長腓骨筋と同じ外側筋区画を下行し（図1），おおむね外果から10cmほどのところで下腿筋膜を貫通します．主にこの間で浅腓骨神経が障害されます．その原因は外傷や筋膜下での筋膜欠損部への筋肉嵌頓による圧迫，下腿筋膜貫通部での絞扼などですが，特発性のものも経験します．症状は，下腿外側遠位部と，深腓骨神経領域（第1～2

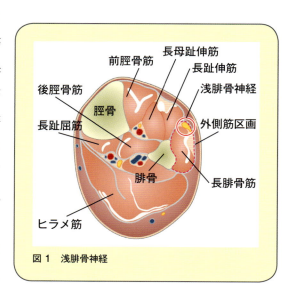

図1　浅腓骨神経

I先生 脊髄末梢神経疾患の診断と治療を専門にする指導医．
S先生 脳神経外科専門医を取得し，脊髄末梢神経の専門医を目指す．
R先生 脳神経外科専門医を目指している．

趾の間）と第5趾を除いた足背部の感覚障害などです．

I先生 よく勉強していますね．では治療法もわかりますね．

R先生 はい，保存療法に抵抗性のものは，浅腓骨神経剥離術を行います．

S先生 その通りです．では，手術を始めましょう．

> **Check!** 絞扼性浅腓骨神経障害では，下腿外側遠位部，深腓骨神経領域（第1～2趾の間）と第5趾を除いた足背部の感覚障害を呈する．

2 セッティング，体位

S先生 手術は局所麻酔で行います．もうメリットや理由はわかりますね．

R先生 はい．先ほども教えていただきました．局所麻酔下の手術であれば，手術中に症状の改善を患者さんに直接確認することができるので，それ以上の過剰な処置を避けることができます．

S先生 その通りですね．では体位はどのようにしますか？

R先生 体位は左下側臥位で行おうと思います．

S先生 そうですね，総腓骨神経剥離術と似た体位になります．下腿外側のTinel様徴候の部位，皮膚切開を行う部位が真上を向くように設定します．必要であれば側板で体幹を固定したり，クッションを用いたりして，手術中にできるだけ患者さんの苦痛がないような工夫も必要です．

3 皮膚切開

S先生 皮膚切開はどのようにしますか？

R先生 皮膚切開は，神経刺激装置を用いて浅腓骨神経の走行を同定し，Tinel様徴候部位を含む皮膚切開にしようと思います．

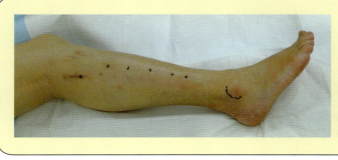

図2 外果より頭側7～20 cmにかけて5カ所，圧痛，Tinel様徴候を認める

S先生 ▶ Tinel様徴候部位にマーキングしましたか？

R先生 ▶ はい，中枢側から末梢側まで5カ所あります（図2）．

S先生 ▶ そうですね．この複数カ所あるTinel様徴候の消失は，神経剥離終了の良い指標の一つなので，体位をとった後にマーキングすることが大切です．皮膚切開は長いのですが，まずは浅腓骨神経の筋膜貫通部を含むような末梢側の4cmほどの皮膚切開から開始しましょう．その後，中枢側のTinel様徴候が残れば少しずつ皮膚切開を中枢側へ拡大して神経の状態を確認するようにしましょう．

4　浅腓骨神経へのアプローチ

R先生 ▶ 浅腓骨神経に浸潤しないよう皮膚に局所麻酔をして，皮膚切開を置きました．

S先生 ▶ 皮下脂肪織の深部には何が確認できますか？

R先生 ▶ 下腿筋膜が確認できます．浅腓骨神経は見あたりませんが（図3）．

I先生 ▶ 筋膜貫通部より末梢側であれば皮膚切開後，直視下に神経が確認できます．浅腓骨神経が直視下に確認できなければ，貫通部より中枢側ということなので，浅腓骨神経は下腿筋膜の下に存在することになります．そのため，神経刺激装置を用いて浅腓骨神経の走行を同定しましょう．

R先生 ▶ 局所麻酔だとこのような場合，いいですね．神経刺激装置を用いて筋膜上で浅腓骨神経を同定できましたので，下腿筋膜を浅腓骨神経の走行に沿って切開するようにします．直下に浅腓骨神経が見つかりました（図4）．

S先生 ▶ これで一安心ですね．まずは遠位側の剥離を行いましょう．

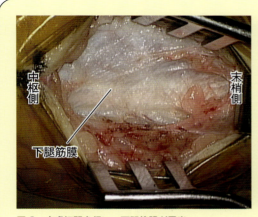

図3　皮膚切開を行い，下腿筋膜が露出

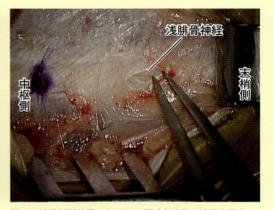

図4　神経刺激装置でしびれの領域を確認，神経を同定

> **Check!** 神経刺激装置を用いて筋膜上で浅腓骨神経を同定する.

5 浅腓骨神経の剥離

R先生 浅腓骨神経に沿って末梢側の剥離を行っていきます.

S先生 浅腓骨神経を筋膜貫通部を越えて数本に分かれるところまでまずは剥離します. 必要に応じ, 皮膚切開も末梢側へ延ばしてください.

R先生 筋膜貫通部がわかりました (図5). この部はちょうどTinel様徴候があった場所ですね. 貫通部を除圧したところ, 神経が少し盛り上がってきました (図6).

S先生 いいですね. それでは, より中枢側のTinel様徴候を確認しましょう.

R先生 末梢側のTinel様徴候は消失しましたが, 中枢側ではまだ残っています.

S先生 では中枢側へ皮膚切開を広げ, 中枢側へ神経剥離を進めましょう.

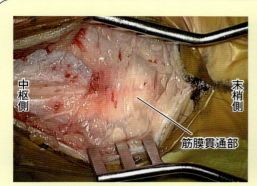

図5 遠位側へ剥離を進める
神経の筋膜貫通部を同定.

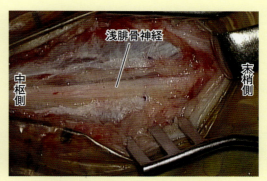

図6 遠位側を剥離

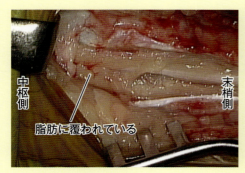

図7 中枢側へ剥離を進める

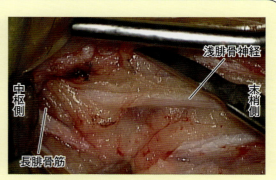

図8 長腓骨筋が見える部位まで剥離

R先生：中枢側へ，浅腓骨神経に沿って下腿筋膜を切開していきます（図7）．

I先生：浅腓骨神経は，長腓骨筋の中へ入っていきますので，その部まで除圧するようにしましょう．

R先生：除圧とともに，浅腓骨神経は盛り上がってきました．中枢側で筋肉の中に入っていきますね（図8）．

S先生：それでは一度，患者さんの状態を確認しましょう．

R先生：自覚的に痛み，しびれが軽くなったと言っています．Tinel様徴候も消失しているようです（図9）．

S先生：それでは剥離操作を終了し止血確認後，ペンローズドレーンを留置して，閉創しましょう．

R先生：術後の安静，固定は必要でしょうか？

S先生：不要です．病棟では食事も通常通り食べてもらい，歩行制限などもありません．皮膚切開範囲が広いのでドレーンは数日置くこともあります．

R先生：はい，わかりました．ありがとうございました．

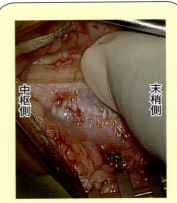

図9　神経剥離後　圧痛，Tinel様徴候の消失を確認

❗ 手術に際しての重要ポイント

1. 腓骨神経を同定するコツ
   a）神経刺激装置を用いて，皮膚上，下腿筋膜上で確認する．
   b）下腿筋膜切開後脂肪織内で同定困難な場合も，再度神経刺激装置を使用する．
2. 神経の剥離操作：マイクロ用のハサミを用いて，周囲血管を損傷しないよう神経を剥離する．筋膜貫通後は浅腓骨神経からの分枝が多く，神経損傷に注意し，剥離操作を行う必要がある．
3. 手術終了の目安：症状の軽減やTinel様徴候の消失を確認し，剥離操作を終了する．

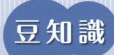

⑨間欠性跛行を呈する絞扼性総腓骨神経障害の病態

帝京大学医学部附属病院脳神経外科 ● 岩本 直高

はじめに

　間欠性跛行（intermittent claudication）とは，歩行や立位の継続により殿部や下肢に痛み，しびれ，脱力感，疲労感が誘発され，歩行が困難なものになるものの，短時間の休息により症状が軽快し，再び歩行可能となるものと報告されている[1-5]．腰部脊柱管狭窄症や下肢の閉塞性動脈硬化症（arteriosclerosis obliterans：ASO）で出現する症状として広く認識されているが，日常臨床では間欠性跛行に苦しむものの，腰部脊柱管狭窄症や下肢の閉塞性動脈硬化症と診断できないものにも時に遭遇する．われわれは以前より，間欠性跛行を主症状とする絞扼性総腓骨神経障害の治療経験を報告してきたが[6-8]，以下にその病態について解説する．

病　態

　なぜ，歩行で絞扼性総腓骨神経障害による症状が増悪するのであろうか．人間は歩行時に無意識下で足関節の底屈と背屈を繰り返している．絞扼性総腓骨神経障害は前述のように，長腓骨筋とヒラメ筋の間で絞扼されていることが多いため，われわれは歩行時に行われる繰り返しの底屈運動が総腓骨神経への絞扼に何らかの影響を与えるのではないかと考えた．

　そのためわれわれは，局所麻酔下に行っている総腓骨神経剥離術の手術中に，足関節を患者自身が動かすことによって，絞扼部周辺において周辺筋群による総腓骨神経への影響について，詳細に検討してきた（図1C, D）．具体的には，足関節の底屈によりヒラメ筋の筋緊張が増すことで総腓骨神経への背側からの圧迫が増し，さらに最大底屈外反位にすることで，長腓骨筋による総腓骨神経への直接的な圧迫も増強することが確認できた（図1D）．

　こうして，足関節の底屈により長腓骨筋とヒラメ筋により総腓骨神経への動的絞扼を受けることが，総腓骨神経障害が間欠性跛行を呈する機序として考えるに至った．

負荷試験

　絞扼性総腓骨神経障害は，前述のように画像診断や電気生理検査によって確定診断が難しい疾患である．そのため，手根管症候群におけるPhalenテストのように何かしらの負荷試

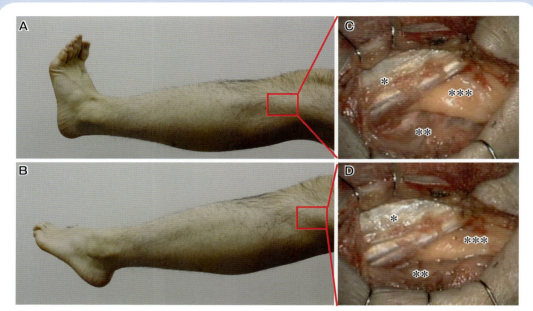

図1 左側総腓骨神経と長腓骨筋とヒラメ筋の位置関係
A：足関節中間位. 　　B：足関節底屈位.
C：足関節中間位での左側総腓骨神経と周囲筋群.
D：足関節底屈位での左側総腓骨神経と周囲筋群. 足関節底屈位では，総腓骨神経への圧迫が増強している.
＊ 長腓骨筋, ＊＊ ヒラメ筋, ＊＊＊ 総腓骨神経.

験があることによって，その診断が容易になることが予想される．上記の足関節の底屈運動が絞扼性総腓骨神経障害の病態であるとの仮説を立てると，足関節の繰り返す底屈運動が，総腓骨神経への動的絞扼を増強し，間欠性跛行を腰椎へ負担をかけることなく再現できる可能性があると考えられる[7]．

そこでわれわれは，足関節の繰り返す底屈運動が絞扼性腓骨神経障害への負荷試験として用いることができるのかどうかについて臨床研究を行い，本試験が絞扼性総腓骨神経障害の負荷試験になり得ることを報告した[9]．つまり逆説的ではあるが，絞扼性総腓骨神経障害の原因が，足首の底屈運動に伴う，腓骨骨頭近傍のヒラメ筋や長腓骨筋による動的絞扼の影響を受けていることが明らかとなった．今後，他施設における研究報告が待たれる．

引用・参考文献

1) Ammendolia C, Stuber KJ, Rok E, et al: Nonoperative treatment of lumbar spinal stenosis with neurogenic claudication. Spine 37: 609-16, 2012

2) Ikawa M, Atsuta Y, Tsunekawa H: Ectopic firing due to artificial venous stasis in rat lumbar spinal canal stenosis model. Spine 30: 2393-7, 2005

3) Morishita Y, Hida S, Naito M, et al: Neurogenic intermittent claudication in lumbar spinal canal stenosis. J Spinal Disord Tech 22: 130-4, 2009

4) 二階堂琢也, 紺野慎一：間欠跛行. 脊椎脊髄 27: 57-61, 2014

5) Richard W, Porter MD: Spinal stenosis and neurogenic claudication. Spine 21: 2046-52, 1996

6) Morimoto D, Isu T, Kim K, et al: Microsurgical decompression for peroneal nerve entrapment neuropathy. Neurol Med Chir（Tokyo）55: 669-73, 2015

7) Kim K, Isu T, Kokubo R, et al: Repetitive Plantar Flexion（Provocation）Test for the Diagnosis of Intermittent Claudication due to Peroneal Nerve Entrapment Neuropathy: Case Report. Neurol Med Chir（Tokyo）2: 140-2, 2015

8) 岩本直高, 井須豊彦, 千葉泰弘, 他：絞扼性腓骨神経障害の臨床像に関する検討. No Shinkei Geka 43: 309-16, 2015

9) Iwamoto N, Kim K, Isu T, et al: Repetitive plantar flexion test as an adjunct tool for the diagnosis of common peroneal nerve entrapment neuropathy. World Neurosurg 86: 484-9, 2016

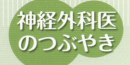

④仲間たち

釧路労災病院脳神経外科・末梢神経外科センター ● 井須 豊彦

　広辞苑によると，＜仲間＞とは＜ともに事をする人の集まり＞とあります．人と人とのつながりが希薄となりつつある現代社会において，＜独りじゃない＞を実感できる言葉です．

　長年，私は脊椎脊髄外科治療に専念し，自分でできることはすべてやってきました．大志を抱くことを失いかけたころ，＜手で身体に触れてわかる腰痛，下肢痛＞に遭遇しました．まだ，注目されていない疾患概念ですが，治療にはそれほど体力を必要とせず，長年，築いた患者さんとのコミュニケーション能力が必要とされる領域です．最初は一人ぼっちのスタートでしたが，少しずつ仲間が増えてきました（北海道，盛岡，東京，千葉，三重，福岡と10数名ほどの仲間，図1）．

　今後，多くの仲間とともに普及活動を行っていきます．

　仲間，大切にしたいです．

　仲間，募集中です．

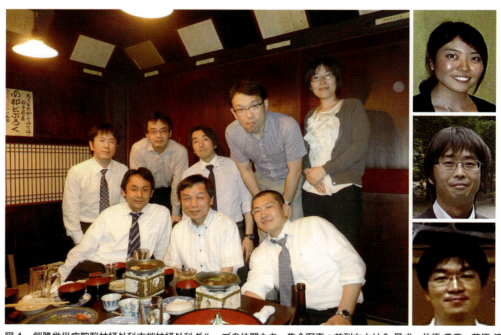

図1　釧路労災病院脳神経外科末梢神経外科グループの仲間たち．集合写真：前列左より金 景成，井須 豊彦，菅原 淳，後列左より石垣 大哉，千葉 泰弘，岩本 直高，森本 大二郎，國保 倫子．右上より下へ千住 緒美，松本 順太郎，山内 朋裕（敬称略）．

④ 下肢末梢神経障害の診断・手術

② 足根管症候群

A 診断のポイント

日本医科大学千葉北総病院脳神経外科 ● 金 景成

1 足根管症候群とは

脛骨神経は脛骨内果で，底部が骨性で硬く，その上を屈筋支帯が覆って構成される狭い足根管を通過する．同部で脛骨神経は，狭い空隙を後脛骨動静脈と併走するため障害されやすく，足根管症候群（tarsal tunnel syndrome：TTS）と言われる[1]．足根管症候群の原因としては，ガングリオンなどの占拠性病変，外傷などによる癒着や拡張・怒張した動静脈，屈筋支帯の肥厚などがあるが，一般的には腫瘍性病変以外のものを特発性と呼ぶ[2-6]．特発性の頻度は 18 〜 69％とされているが[5, 7]，著者らの経験では特発性のものが圧倒的に多い．

足根管内は細かい結合組織による隔壁によって仕切られており，動静脈，神経はこれらによって固定されているため，ちょっとした変化や足首の動きによって神経症状を起こしやすいことが知られている[2, 8-10]．われわれの経験でも，屈筋支帯下の層は単なる脂肪層ではなく，神経や動静脈表面に結合組織やそれらによる隔壁が多く，それらが神経や動静脈を絞扼しており，外傷や手術の既往がなくとも癒着性変化が起こっていることもあり，これらが神経症状出現に影響しているとの考えが理解できる．

2 臨床症状 （図1）

足底から足指にかけてしびれを起こすが，踵部へいく踵骨枝は多くで足根管へ至る前の近位で分岐するため，しびれは踵にはないか弱く，足先に強い傾向がある[11]．足の裏にもちがついた感じなどの異物付着感があり，中にはじゃりの上を歩いているような痛みも伴うことがある[2, 5, 10]．進行すると母趾外転筋などの筋萎縮をもたらすが，自覚症状がないことも多い．また約半数に冷えを伴うとする報告もみられる[1, 12]．

以上のような症状は糖尿病神経障害によるものと類似するため，注意が必要である[8]．また，起立や歩行で悪化することが多いため，腰部脊柱管狭窄症による症状と間違えられやすい．腰部脊柱管狭窄症手術後の 63％で足底部のしびれが残るが，術前にしびれがあったものに限ると 78％で遺残し，手術成績や患者満足度へ影響を与えるとの報告があるが[13]，脊

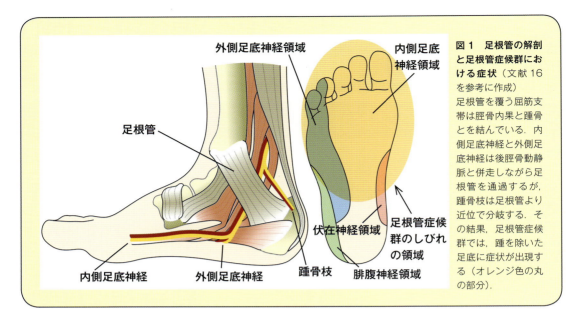

図1 足根管の解剖と足根管症候群における症状（文献16を参考に作成）
足根管を覆う屈筋支帯は脛骨内果と踵骨とを結んでいる．内側足底神経と外側足底神経は後脛骨動静脈と併走しながら足根管を通過するが，踵骨枝は足根管より近位で分岐する．その結果，足根管症候群では，踵を除いた足底に症状が出現する（オレンジ色の丸の部分）．

椎手術後に足底の症状が残った場合には足根管症候群の存在も考慮する必要がある[2, 14, 15]．腰椎疾患の4.8％に足根管症候群が合併していたとの報告もみられる[15]．

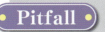 糖尿病神経障害や腰部脊柱管狭窄症による症状と間違えられやすいため，鑑別が必要である．

3 診 断

　CTやMRI，超音波などは占拠性病変の診断には有用だが，特発性のものでは一般的とは言えない[2]．上記臨床症状に加え，Tinel様徴候は有用な臨床テストであり，良好な手術成績を予測するうえでも有用である[2, 3, 5-7, 17]．Tinel様徴候が陰性でも，足関節を背屈外反位で5～10秒持続させることで陽性になりやすく，負荷試験として用いられる[3, 15, 18]．

　電気生理学検査では終末潜時の延長や，伝導速度の低下，振幅の減少などを指標とするが，感受性，特異性に関する科学的根拠は限定的であり，false positive, false negativeが存在し，単独による診断は難しく[3, 6, 19, 20]，臨床症状を確認するために補助的評価として使用されるべきとの意見もある[3, 9]．

4 治 療

　保存療法として，NSAIDsや神経障害性疼痛治療に準じた投薬，各種理学療法，足底板の使用などを考慮するが，エビデンスレベルの高い報告はみられない[3]．

　外科治療は，屈筋支帯を開放して内外側足底神経の除圧を行うが，必要に応じ内外側足底

神経を母趾外転筋筋膜部まで開放する[2, 4, 5, 20]．術後成績に影響する因子としては，神経周囲の線維性変化，術前の強い症状，足首の捻挫の既往，過重労働，長い罹病期間，慢性の足底筋膜炎や末梢足根管症候群の合併などが報告されている[5, 10, 17, 22]．特発性足根管症候群の手術では，44〜96％で高い満足度が得られるとされているが[2, 7, 17, 20, 23]，足根管は狭い空隙で，蛇行した動静脈と併走するという足底神経にとって厳しい環境下であり，手術で除圧してもこのような状況を完全には除去できないので，症状も完全に取り去ることは難しい．そのため，手術前にこの点をしっかりと患者へ伝え，理解してもらう必要がある．

引用・参考文献

1) 井須豊彦：足裏の病気：足根管症候群という病気を知っていますか，135-8，（井須豊彦，金　景成編：クリニカルスタッフのためのしびれ痛み診療と薬物治療．中外医学社，東京，2014

2) Kim K, Isu T, Morimoto D, et al: Neurovascular Bundle Decompression without Excessive Dissection for Tarsal Tunnel Syndrome. Neurol med chirur 54: 901-6, 2014

3) McSweeney SC, Cichero M: Tarsal tunnel syndrome-A narrative literature review. Foot 25: 244-50, 2015

4) Kohno M, Takahashi H, Segawa H, et al: Neurovascular decompression for idiopathic tarsal tunnel syndrome: Technical note. J Neurol Neurosurg Psychiatry 69: 87-90, 2000

5) Takakura Y, Kitada C, Sugimoto K, et al: Tarsal tunnel syndrome. Causes and results of operative treatment. J Bone Joint Surg Br 73: 125-8, 1991

6) Ahmad M, Tsang K, Mackenney PJ, et al: Tarsal tunnel syndrome: A literature review. Foot Ankle Surg 18: 149-52, 2012

7) Radin EL: Tarsal tunnel syndrome. Clin Orthop Relat Res 181: 167-70, 1983

8) 金　景成，井須豊彦，江本直哉，他：糖尿病患者にみられたしびれの原因に関する前向き検討．No Shinkei Geka 44: 297-303, 2016

9) Abouelela AA, Zohiery AK: The triple compression stress test for diagnosis of tarsal tunnel syndrome. Foot 22: 146-9, 2012

10) Baba H, Wada M, Annen S, et al: The tarsal tunnel syndrome: Evaluation of surgical results using multivariate analysis. Int Orthop 21: 67-71, 1997

11) Park TA, Del Toro DR: The medial calcaneal nerve: Anatomy and nerve conduction technique. Muscle Nerve 18: 32-8, 1995

12) Kokubo R, Kim K, Isu T, et al: The impact of tarsal tunnel syndrome to cold sensation in the pedal extremities. World Neurosurg: May 2, 2016 [Epub ahead of print]

13) 原田大朗，松本守雄，中村雅也，他：腰部脊柱管狭窄症手術例における足底部しびれの遺残．東日本整災会誌 17: 65-8, 2005

14) 森本大二郎，井須豊彦，金　景成，他：症候性脊椎脊髄疾患に合併した足根管症候群の治療成績．脳外速報 24: 1016-24, 2014

15) Zheng C, Zhu Y, Jiang J, et al: The prevalence of tarsal tunnel syndrome in patients with lumbosacral radiculopathy. Eur Spine J 25: 895-905, 2016

16) 金　景成，井須豊彦：若手脳神経外科医が知っておきたい下肢のしびれ，痛み診断の最新知見：末梢神経障害に主眼をおいて．脳外速報 26: 264-70, 2016

17) Reichert P, Zimmer K, Wnukiewicz W, et al: Results of surgical treatment of tarsal tunnel syndrome. Foot Ankle Surg 21: 26-9, 2015

18) Kinoshita M, Okuda R, Morikawa J, et al: The dorsiflexion-eversion test for diagnosis of tarsal tunnel syndrome. J Bone Joint Surg Am 83: 1835-9, 2001

19) Galardi G, Amadio S, Maderna L, et al: Electrophysiologic studies in tarsal tunnel syndrome. Diagnostic reliability of motor distal latency, mixed nerve and sensory nerve conduction studies. Am J Phys Med Rehabil 73: 193-8, 1994

20) Pfeiffer W, Cracchiolo A: Clinical results after tarsal tunnel decompression. J Bone Joint Surg 76: 1222-30, 1994

21) Sammarco GJ, Chang L: Outcome of surgical treatment of tarsal tunnel syndrome. Foot Ankle Int 24: 125-31, 2003

22) DiGiovanni BF, Abuzzahab FS, Gould JS: Plantar fascia release with proximal and distal tarsal tunnel release: A surgical approach to chronic disabling plantar fasciitis with associated nerve pain. Tech Foot Ankle Surg 2: 254-61, 2003

23) 金　景成，井須豊彦：足根管症候群．脊椎脊髄 26: 704-8, 2013

④ 下肢末梢神経障害の診断・手術 Ⅷeb

② 足根管症候群

B 手術法

日本医科大学千葉北総病院脳神経外科 ● 金 景成

　症例は，70歳男性の右側足根管症候群．足底から足指先にかけてのしびれ，痛み，冷えがあり，異物付着感を自覚するも，踵には症状はなし．立位や歩行で症状は悪化するため長い距離は歩行ができない．足根管部にTinel様徴候が存在する．投薬などの保存療法に抵抗するため，手術加療を行うこととなった．

1　セッティング，体位

S先生 手術は局所麻酔で行います．

R先生 腓骨神経障害と同様の理由ですね．ターニケットも使わないんですよね？

S先生 そうですね．体位はどのようにしますか？

R先生 仰臥位で，足根管部が上を向くように，股関節を外旋して行います（図1A）．

S先生 足根管部が上を向くようにするには，膝関節を屈曲すると体位がとりやすいです．この体位だと膝窩で腓骨神経が圧迫され，術中に腓骨神経障害となることがあるので，注意が必要です．股関節をやや開いて，その間に術者が入れるようにしておくと手術がやりやすいですね．

> **Tips**　足根管部が上を向くようにするには，膝関節を屈曲すると体位がとりやすい．

2　皮膚切開

S先生 皮膚切開はどのようにしますか？

I先生 脊髄末梢神経疾患の診断と治療を専門にする指導医.
S先生 脳神経外科専門医を取得し，脊髄末梢神経の専門医を目指す.
R先生 脳神経外科専門医を目指している.

4章●下肢末梢神経障害の診断・手術
2. 足根管症候群

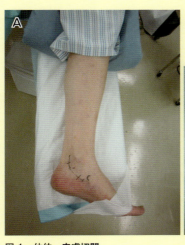
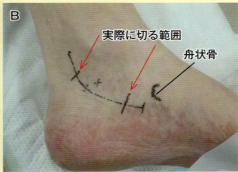

図1 体位，皮膚切開
A：体位は仰臥位で，足根管部が上を向くように，股関節を外旋．
B：皮膚切開は，内果を囲むように4 cmほど弧状に置くが，遠位は内側足底神経が舟状骨の足底部へ入っていく方向を意識．

R先生 足根管を囲むように内果に沿った皮膚切開を置きます．

S先生 何かメルクマールはありますか？

R先生 内果に沿って4 cmほど切る，という以外は特に……．

S先生 足根管の近位は見かけ上，少し凹んで見えますのでその辺りから始まり，遠位は内側足底神経が舟状骨の足底部へ入っていきますから，その近くまで切ることになります（図1B）．

I先生 皮膚切開は少し弧状に膨らませることで，足根管内での血管の剥離などが行いやすくなります．それでは始めましょう．

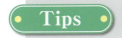 皮膚切開は少し弧状に膨らませることで，足根管内での血管の剥離などが行いやすくなる．

3 足根管へのアプローチ

R先生 皮膚切開から，足根管内へ到達するまでに注意することはありますか？

S先生 特にありませんが，屈筋支帯を見たことがありますか？

R先生 手根管症候群の手術で何度か見たことがあります．硬くて厚く，ジャリジャリしたような感じでした．

S先生 手根管症候群ではそのような屈筋支帯であることが多く，屈筋支帯を切って正中神

経を除圧することで手術は終了しますが，足根管症候群では少し違います．足根管を覆う屈筋支帯はそれほど厚いものではありません．屈筋支帯を切るだけではほとんど除圧にはなりませんので，屈筋支帯を切ることは足根管内へのアプローチの過程と考えたほうがよいでしょう．

R先生 そうなんですね．同じような名前でも足根管症候群の手術は手根管症候群の手術とはだいぶ違うんですね．

S先生 まず皮下を分け，屈筋支帯を露出します．その後，屈筋支帯をメスや形成剪刀などを用いて切り，足根管を開放します．開放した屈筋支帯は，アユ針などを用いて牽引しておくと手術がやりやすいです（図2）．

R先生 足根管内に入っても，脂肪組織や結合組織などばかりで，何が何だかよくわかりませんね．手根管症候群の手術とは大違いですね．

I先生 そうなんです．足根管内は脂肪組織や結合組織で充満していることが多く，これらが足根管症候群を起こす一つの原因と思われています．さらにこの狭い空間に怒張した脛骨静脈や蛇行した脛骨動脈が走行することで，足底神経が絞扼されてしまうのも一つの原因と考えられています．そのため，これからこのような組織を剥離し，足底神経の除圧を行っていくことになります．

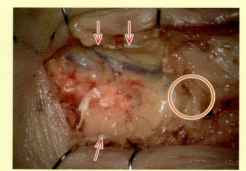

図2 足根管内の除圧（1）
切開した屈筋支帯（→）をアユ針などを使って牽引し，足根管内を除圧（末梢部で残っている屈筋支帯〔○〕．

R先生 そうなんですね．よくわかりました．

> **Pitfall** 同じ「屈筋支帯」でも手と足では異なる．手根管症候群では屈筋支帯を切って正中神経を除圧することで手術を終了するが，足根管症候群では，足根管内の除圧が主となり，屈筋支帯を切ることは単なるアプローチにすぎない．

> **Check!** 足根管内は脂肪組織や結合組織で充満していることが多く，これらが足根管症候群を起こす一つの原因である．この狭い空間に怒張した脛骨静脈や蛇行した脛骨動脈が走行することで，足底神経が絞扼されてしまうのも原因の一つ．

4 足根管内の除圧

R先生 どこから手をつけていいのかよくわかりませんね．

S先生 足底神経は，近位部で脛骨動静脈と一緒に走行しますが，足底神経は血管の裏側にありますので，最初からはなかなか同定しづらいものです．脛骨静脈の怒張や脛骨動脈の蛇行が足底神経の絞扼に影響していることが多いので，これら血管を除圧することで間接的に足底神経の除圧を行うことができます．そのため，まずは動脈の除圧を行うことにしましょう．

R先生 たしかに動脈は拍動がうっすら見えますので同定しやすいですね．

S先生 術野の半分より中枢側で脂肪や結合組織を剥離していくと，怒張した静脈や拍動する動脈を同定できます．これら足根管内の動静脈を剥離して除圧するようにしましょう．脛骨静脈が動脈の表面に横たわっていることがあるので，剥離にはマイクロ用のハサミを使用します．Microsurgical technique の見せ所ですね．

R先生 こんなところで血管剥離の技術がためされるんですね．脳の手術をしているような剥離をするんですね．

S先生 静脈は複雑に絡んでいることがあるので，十分な除圧が行えない場合には，脳の静脈の処理と同様，静脈の流れを考えて切断することもあります．さて，動脈を除圧することで十分な拍動を得ることができました（図3）．これで血管の裏側にある足底神経も一部除圧されたと言えるでしょう．

R先生 先ほどとはまるで違いますね．動脈の拍動がすごいですね．

S先生 それでは患者さんに症状の改善を聞いてみましょう．十分な症状の改善が得られていたら，この時点で手術を終了することもできます．

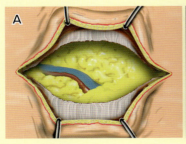 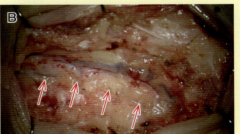

図3　足根管内の除圧（2）
動脈（→）の十分な拍動を得ることで足根管内の除圧を行う．

R先生 よくなった気もするようですが，歩いてみないとよくわからないと言っていますが……．

S先生 除圧が十分である可能性もありますが，除圧不足を回避するため，直接足底神経も除圧することにしましょう．

5 内側足底神経の除圧

R先生 どこから神経を見つければよいかよくわかりませんね．

S先生 足根管内で確実に内側足底神経を見つけるには，中枢部で確保することです．まずは中枢側で神経を見つけることにしましょう．動静脈の裏側に神経があるはずなので，動静脈をアキレス腱側へ少し牽引して神経を見にいきましょう．

R先生 神経らしき白い策状の組織が見えます（図4）．

S先生 神経かどうか，慣れないと最初はよくわからないので，電気刺激をして確認しましょう．直接神経を刺激する際は，0.5 mA 程度とするのがよいでしょう．

R先生 しびれが誘発されるようで，神経のようですね．これが内側足底神経ですか？

S先生 そうです．内果寄りにあるのが内側足底神経です．さらに動静脈を牽引すると外側足底神経も見えてきますが，細かい動静脈を切断しないと見えてこないので，内側足底神経のみを確認するとよいでしょう．

R先生 この神経に沿って除圧を行っていくのですね．

S先生 そうですね．足根管内では血管や結合組織などで絞扼されています．まずは中枢側をのぞき込んで，動静脈との除圧を行いましょう．

R先生 わかりました．またmicrosurgical technique の見せ所がきましたね．中枢側から末梢部へ丁寧に除圧していきます．末梢部では硬い組織に絞扼されていますね．

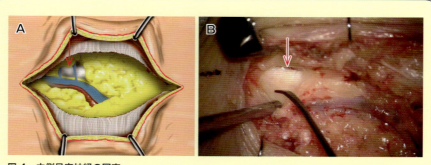

図4 内側足底神経の同定
動静脈をアキレス腱側へ少し牽引することで内側足底神経（→）を同定．

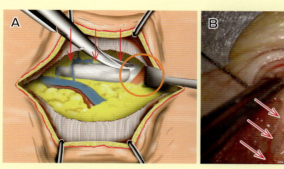

図5 内側足底神経の除圧（1）
内側足底神経（→）を末梢側の母趾外転筋貫通部（○）まで除圧．

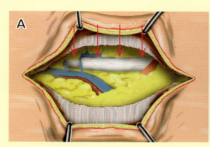 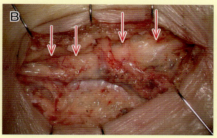

図6 内側足底神経の除圧（2）

S先生 遠位では母趾外転筋へ進入するのですが，進入部で結合組織により強く絞扼されていることが多いです（図5）．また同部では動静脈が横切ることが多いため，ブラインドでハサミを入れると出血することも多く，注意が必要です．

R先生 結合組織を剝離していくと筋肉が見えてきましたね．

S先生 筋肉は切らなくても牽引することで十分除圧はできます．

R先生 神経を横切る結合組織はすべて剝離し，神経の周りにだいぶ余裕ができました（図6）．

S先生 除圧はよいようですね．

R先生 途中，足底方向へ細い神経が分岐しますね．

S先生 通常，1本の細い神経が足底へ向けて分岐しますので，やはり末梢部まで除圧しましょう．

6 外側足底神経の除圧

R先生 多くは上記の段階で症状は改善しますが，やはり改善が乏しい場合には外側足底神

経の除圧も追加します．外側足底神経は動静脈のまさに裏側にありますので，まずは同部を直接見にいかず，末梢部で見つけることにしましょう．

R先生 どこから見つけにいくのか，想像がつきませんね．

S先生 通常は動静脈の踵側を頭側へ牽引するとその深部に見えてきます（図7）．よくわからない場合には，電気刺激も有用です．2 mA程度から刺激して探すとよいかもしれません．

R先生 見つかりました．これも神経に沿って末梢へ筋肉の貫通部まで除圧するのですね（図8）．

I先生 外側足底神経の足根管部での除圧は，動脈の十分な拍動を得ることで裏側の外側足底神経の除圧も達成できます．しかし稀に，蛇行した動脈のループが直接外側足底神経に食い込んで症状を出していたものもありますので，症状の改善が悪い場合には確認する必要があります．そのような場合には，テンションのかかっている細い血管などを切断したり，血管と神経との間に脂肪などを挿入し，血管のtranspositionを試みることもあります．

S先生 除圧が終わったら，患者さんに手術前にあった症状の変化と手術前に認めたTinel様徴候の有無を確認しましょう．

R先生 しびれは軽くなり，冷えもよくなったようです．Tinel様徴候も消失しているようです．

S先生 それでは，術野内を十分に生理食塩水で洗浄し，バイポーラで止血を行い，ペンローズドレーンを1本留置し閉創してください．

R先生 術後のADLはどうしますか？

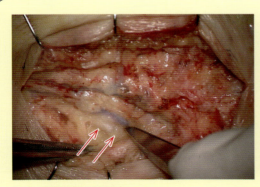

図7　外側足底神経の同定
動静脈の踵側深部で外側足底神経（→）を同定．

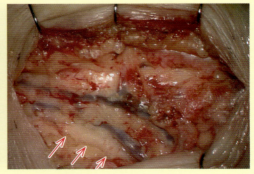

図8　外側足底神経の除圧
外側足底神経（→）を末梢側の母趾外転筋貫通部まで除圧．

S 先生 特に制限する必要はなく，歩行も許可していいのですが，創部周辺が術後むくむことがあるので，安静時には足を高くしておくとよいでしょう．また創部は足なので，不潔にならないよう抜糸までこまめに洗浄するように伝えてください．

R 先生 はい，わかりました．ありがとうございました．

！ 手術に際しての重要ポイント

1. 体位は足根管部がなるべく上を向くよう，股関節を外旋し膝をやや曲げる．
2. 皮膚切開は内果に沿って置く．中枢部は足根管部の始まりのところ，末梢部は舟状骨の足底側の内側足底神経貫通部へ向ける．
3. 屈筋支帯を開放後，十分な動脈の拍動を得るよう，マイクロ用のハサミを使って脂肪組織，結合組織などを剥離する．
4. 中枢側で内側足底神経を同定し，顕微鏡下に末梢部へ神経に沿って慎重に剥離する．
5. 動脈の genu のところで外側足底神経を同定し，顕微鏡下に末梢部へ神経に沿って慎重に剥離する．
6. 症状の軽減を確認し除圧は完了．

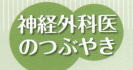

⑤ 足裏の病気

釧路労災病院脳神経外科・末梢神経外科センター ● 井須 豊彦

　足裏の病気には水虫，魚の目，巻き爪，外反母趾，足底筋膜炎等，種々ありますが，脳神経外科の治療対象疾患に入っていないため，通常，一般脳神経外科医は足裏の病気には興味を示しません．

　手のしびれを呈する手根管症候群は脳神経外科専門医試験に出題されることもあり，脳神経外科医にはよく知られている疾患です．しかしながら，足根管症候群はあまり知られていません．通常，「足底がしびれる」との訴えで患者さんが外来を受診されても，糖尿病が原因だとか，腰椎疾患の症状だとか言われ，しびれの薬が処方されているのが現状ではないでしょうか．私も，以前はそのように対応していたのかもしれません．

　約10年前に，橘 滋國先生（現・亀田総合病院脊椎脊髄外科顧問）に足底のしびれを呈する足根管症候群の診断と治療を教えていただいてから，状況は一変しました．足根管症候群は意外に多い疾患であること，比較的負担が軽い手術（手術用顕微鏡を用いて行う局所麻酔下の後脛骨神経剥離手術）で症状を改善させることが可能であることがわかりました．

　足根管症候群の治療を始めるようになって，私は＜頭のてっぺんから足先までの神経の病気を治す＞ことができる，正統派の脳神経外科医になることができました．足根管症候群を診断し，治療することは脳神経外科医にとっては決して難しいことではありません．足裏がしびれている場合には，足根管症候群を疑うことが重要です．

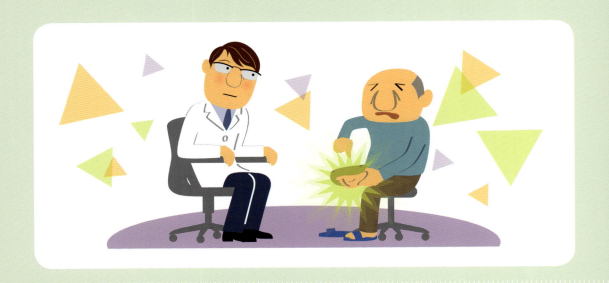

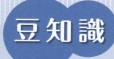

⑩ 外側大腿皮神経障害の病態と治療

日本海総合病院整形外科 ● 尾鷲 和也

大腿外側に限らず下肢全体の痛みを呈することがある

　外側大腿皮神経（lateral femoral cutaneous nerve）は第2，3腰神経根由来で，上前腸骨棘の内側部で鼠径靱帯の直下から骨盤外に出て，大腿の外側部に分布する純粋な感覚神経である．この神経の鼠径部での絞扼性障害は，古くから Meralgia paraesthetica として知られ，知覚（または感覚）異常性大腿痛とも呼ばれ，大腿外側部を中心とした痛みやしびれをきたす．原因不明の場合が多いが，外傷，あるいは腰椎や骨盤周囲の手術がきっかけで発症する場合もある[1-3]．腰椎疾患や上殿皮神経障害，梨状筋症候群などの他の神経痛疾患と同時にみられる場合もあるので，注意が必要である[3,4]．

診　断

　本症の診断のポイントは，大腿外側部の痛みを訴えて受診する患者がいたら，まず本疾患を疑ってみることである．症状の多くは大腿部に限局する痛みやしびれであるが，時に殿部，鼠径部，大腿前面あるいは下腿部まで及ぶ自覚症状を訴えることもある[1]．一般的には歩行可能な軽症例が多いが，時に激痛のため歩行困難に至る例もある．

　診察では仰臥位に寝かせ，まず左右同時に上前腸骨棘内側部の圧痛をみる．同部の圧痛の存在は診断に必須である．同部の Tinel 徴候は 80％で陽性だが，診断に必須ではない．

　上記圧痛の陽性例では大腿を露出させ，大腿外側部の触覚と痛覚をみる．90％以上の例で異常が認められ，感覚鈍麻が最も多いが，感覚過敏の場合もある[5]．股関節の伸展あるいは屈曲動作で症状が誘発されることもある．

　本症に特異的な画像所見はなく，除外診断目的で骨盤や腰椎の単純 X 線写真撮影，MRI などを行う場合がある．

　本症の確定診断は外側大腿皮神経ブロックで行う．上前腸骨棘の内側部の最も強い圧痛点を示指の先で探り，そこから手と目を離さずに 23G 針で穿刺する．鼠径靱帯の抵抗が消失した直後に局麻薬をまず 1〜2 mL 注入し，いったん鼠径靱帯外まで針先を抜いてから多少方向と深さを変えて，さらに 2〜3 回靱帯を貫き，神経周囲にまんべんなく 1％局麻薬 5 mL を浸潤させる．約 20 分後に大腿外側部の痛覚を検査し，無痛覚になっていたらブロックは

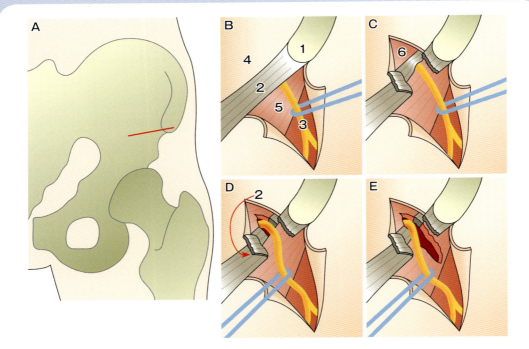

図1 外側大腿皮神経障害に対する神経剥離術（左）
A：皮切，B：鼠径靱帯の尾側で神経を確認，C：神経上の鼠径靱帯を切離．
D：内腹斜筋・腱を切離，E：縫工筋・腱を切離．
1 上前腸骨棘，2 鼠径靱帯，3 外側大腿皮神経，4 外腹斜筋筋膜，5 縫工筋・腱，6 内腹斜筋・腱

成功で，その時点で除痛が得られれば本症と診断できる．

　本ブロックの合併症として，大腿神経ブロックがあり，当科でも数％の頻度で発生している．一時的な大腿四頭筋麻痺となり，数時間歩行不可能になるので，事前にこの合併症の可能性について十分な説明が必要である．

治　療

　本症の長期的な予後は比較的良好とされており[6]，よって治療はまず保存治療を行う．プレガバリンなど神経障害性疼痛に使用する薬物も試す価値はあるが，保存治療のスタンダードはブロック療法である．約2割の患者においては，1回のブロックのみで治癒かそれに近い状態に至る．再発した場合でも，さらに繰り返し行うことにより，全患者の8割以上は手術まで行うことなく経過している[1]．

　ブロック療法で治癒せずADLでの支障が大きい例では，手術療法を選択する．当科では神経剥離術を基本としている（図1A〜E）．麻酔は痩せた例では局麻で十分に可能であるが，

そうでない場合は腰椎麻酔か全身麻酔がよい．鼠径部に4～5cmの横皮切を加え，神経上の鼠径靱帯，内腹斜筋腱成分，縫工筋腱を切開する簡単なものであるが，約半数において複数本・分岐・靱帯内貫通・腸骨棘乗り上げなどの神経破格が存在するので，展開時に注意を要する．鼠径靱帯と外側大腿皮神経の関係については1961年のGhentの分類[7]や，1997年のAszmannの分類[8]なども報告されているが，これらはcadaverによる分類であるため，実際の手術例の所見とかけ離れており，本書の趣旨にあわせ，筆者が実際に手術した66例77肢における所見（通常型を含め6分類）と頻度を図示する（図2A～F）．手術有効率は90％以上であるが，再発が約20％の頻度で生ずるので，その旨の事前の説明が必要である．

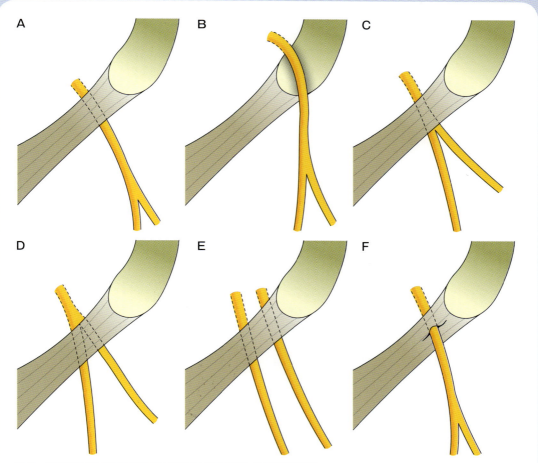

図2 自験手術66例77肢における外側大腿皮神経と鼠径靱帯の関係
A：通常型（39肢：51％），B：腸骨棘乗り上げ型（16肢：21％），C：遠位分岐型（19肢：25％），
D：近位分岐型（3肢：4％），E：複数本型（9肢：12％，2本：5肢，3本：4肢），F：靱帯貫通型（3肢：4％）．

引用・参考文献

1) 岩﨑　聖，尾鷲和也，内海秀明：大腿外側皮神経障害．整・災外 51: 561-7, 2008
2) 尾鷲和也，内海秀明，尾山かおり：脊椎後方手術後の大腿外側皮神経障害．整形外科 61: 559-62, 2010
3) Nouraei SAR, Anand B, Spink G: A novel approach to the diagnosis and management of meralgia paresthetica. Neurosurgery 60: 696-700, 2007
4) 菅原裕史，尾鷲和也，内海秀明：複数の下肢神経痛病変の検討．日整会誌 81: S687, 2010
5) 尾鷲和也，岩﨑　聖，尾山かおり：感覚異常性大腿痛（外側大腿皮神経障害）の臨床所見：手術有効例 66 例の検討．日整会誌 90: S997, 2016
6) 山崎　隆，日沖甚生，平田　仁：知覚異常性大腿痛症の長期経過観察．中部整災誌 34: 1701-2, 1991
7) Ghent WR: Further studies on meralgia paresthetica. Can Med Assoc J 85: 871-5, 1961
8) Aszmann OC, Dellon ES, Dellon AL: Anatomical course of the lateral femoral cutaneous nerve and its susceptibility to compression and injury. Plast Reconstr Surg 100: 600-4, 1997

5

絞扼性末梢神経障害手術のいま

⑤ 絞扼性末梢神経障害手術のいま

① 釧路労災病院脳神経外科での絞扼性末梢神経外科手術

釧路労災病院脳神経外科・末梢神経外科センター●井須 豊彦

1 はじめに

　釧路労災病院赴任当初（平成元〔1989〕年）は，末梢神経疾患の手術と言えば，手根管症候群や肘部尺骨神経障害に対する手術がメインでありました．約10年前に，橘 滋國先生（現・亀田総合病院脊椎脊髄外科顧問）に足根管症候群や梨状筋症候群，村上栄一先生（現・JCHO仙台病院副院長，腰痛・仙腸関節センター長）に仙腸関節由来の腰痛の診断や手術法を教わってから，殿部や下肢の末梢神経疾患に興味を抱き，身体に触れる診療を試みるようになりました．

2 釧路労災病院脳神経外科での手術件数

　その結果，殿部，下肢の絞扼性末梢神経疾患（本書に記載されている上殿皮神経障害，中殿筋障害，外側大腿皮神経障害，腓骨神経障害，足根管症候群）の手術件数は飛躍的に増加しました．平成21（2009）年より平成27（2015）年末まで（7年間）の釧路労災病院脳神経外科での手術件数は1,024件（図1）であり，内訳は，①上殿皮神経剥離術407件（40%），②中殿筋除圧術194件（19%），③足根管開放術166件（16%），④腓骨神経剥離術142件（14%），⑤手根管開放術94件（9%），⑥尺骨神経除圧，移行術10例（1%），⑦外側大腿皮神経剥離術6件（0.6%），⑧高位正中神経剥離術4件（0.4%），⑨ギオン管開放術1件でした．殿部，下肢の末梢神経障害の手術は915件（89%）で，上肢の手術よりも圧倒的に多かったです．

3 腰下肢痛を主訴に受診した患者の分析，検討

　平成26（2014）年1～12月の間に，腰下肢痛を主訴に釧路労災病院脳神経外科を受診した患者を分析，検討しました．初診患者は374例で，薬物治療等の保存療法にて痛みが改善せず，日常生活が不自由となり，入院治療を要した患者は128例（34%）でした．入院治療を要した128例中47例（38%）で計77件の手術が施行されました（上殿皮神経剥離術22件，中殿筋除圧術21件，腓骨神経剥離術19件，足根管開放術13件，外側大腿皮神経剥離

術2件，表1）．47例中16例（34％）では2カ所以上の重複末梢神経手術が施行されましたが（11例が2カ所，5例が3カ所），特に上殿皮神経剥離術，中殿筋除圧術，腓骨神経剥離術では重複手術例の頻度が高く，足根管開放術は単独手術例が多かったです．また，これら47例中腰椎手術は18例（38％）で行われました（腰椎手術の既往は12例，末梢神経手術後に腰椎手術を6例）．

　殿部，下肢の絞扼性末梢神経疾患の特徴は，①神経伝導検査，筋電図等の生理学的検査やMRI等の画像診断機器では診断が困難である，②歩行，起立，座位，立ち上がり等の動的要因にて痛みやしびれが増強する，③殿部や下肢を触れたり押すことにて痛みやしびれが誘発される，④腰椎椎間板ヘルニア，腰部脊柱管狭窄症，椎体骨折等の腰椎病変に合併してみられることがあり，腰椎病変との関連が示唆される，⑤複数，同時にみられることが多いため，腰椎病変を含めた一つの症候群であるかもしれない，などであり，今後の検討課題と思われます．

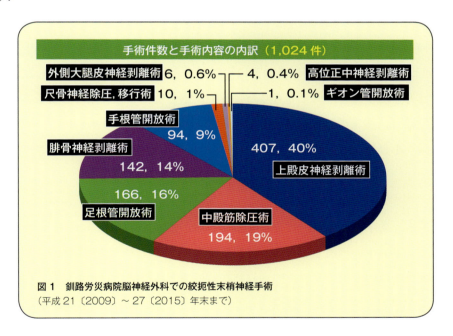

図1　釧路労災病院脳神経外科での絞扼性末梢神経手術
（平成21〔2009〕〜27〔2015〕年末まで）

表1　末梢神経手術77件の内訳

末梢神経手術	件数（単独例）	重複手術 S	M	P	T	L
上殿皮神経剥離術（S）	22（6）	／	12/22	5/22	1/22	0/22
中殿筋除圧術（M）	21（4）	12/21	／	5/21	0	2/21
腓骨神経剥離術（P）	19（11）	5/19	5/19	／	2/21	0/21
足根管開放術（T）	13（9）	1/13	0	2/13	／	0/13
外側大腿皮神経剥離術（L）	2	0	2/2	0	0	／

（平成26〔2014〕年1〜12月）

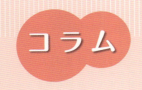

③これが私の生きる道

福岡大学博多駅クリニック脳神経外科 ●千住 緒美

「必要とされる脳神経外科医」を目指して

　脳神経外科医になることを決めたのは平成23（2011）年のことでした．脳神経外科と言えば，外傷や脳出血に対する緊急開頭手術や血管内治療，脊髄の手術等でとても忙しく，呼び出されることも多いのが特徴です．緊急手術も大切な仕事ですが，私の人生のプランとしては，女性として結婚もしたいし母親にもなりたいと考えていました．永久に緊急手術を継続する自信はなく，性格的にも患者さんと話をしながらゆっくり治療をするほうが向いていると思い，脳神経外科医を選ぶことをとても悩みました．

　しかし，私の上司である福岡大学脳神経外科教授の井上 亨先生はこう言ってくれました．「女性の脳神経外科医として，一生緊急手術をする必要はない，脳神経外科の中にも役割がある」．医師という職業上，本当にその道に導いてもらえるかは半信半疑でしたが，脳神経外科の仕事は好きだったし，何よりもリハビリや治療を受ける患者さんの頑張る姿と井上先生の熱意に惹かれ，従来の古い観念では脳神経外科医らしくはないですが，「必要とされる脳神経外科医」を目指してみることにしました．

「触れてわかる腰痛診療」との出会い

　病院での手術，助手を含めた一般業務をしながら，まずは頚動脈エコーという課題が与えられました．井上先生の専門としている頚動脈狭窄症のほぼすべての患者さんに，手術前後の頚動脈のエコー検査を行い，認定脳神経超音波検査士の資格を取りました．同時に，ロボットスーツHAL®によるリハビリテーション（図1）の立ち上げという課題を与えられ，理学療法士さんと一緒に病棟患者さんのリハビリを行いました．

　そんな中，井須豊彦先生の「触れてわかる腰痛診療」の講演を聴き，次は末梢神経の治療を学ぶべく，1カ月間，釧路労災病院脳神経外科へ研修に行かせてもらいました．その間も脳神経外科医として急患対応や手術経験のできる病院で勤務し，多くの症例を経験し入局5年後には脳神経外科専門医を取得することができました．また，頚動脈エコーをテーマとした大学院での臨床研究を行い，学位も取得しました．

外来診療を主とする脳神経外科医として

　大変忙しい日々ではありましたが，頸動脈エコー，リハビリ，触れてわかる腰痛診療という，他の脳神経外科医にない特技を持ちながら，通常の診療ができるという脳神経外科としての新しい道ができました．それは患者さんとお話しすることが好きで，急患対応が得意ではない私に実に向いていて，家庭を持ちながらもやっていけそうな仕事でした．

　そして結婚をして，家庭を持つこととなりました．実は，結婚をしたら家庭を優先すべく，脳神経外科医の仕事はやめようかとも考えていました．しかし，外来診療を主とした仕事なら細々と続けていくことができます．幸い，脳神経外科の知識，エコー，HAL®のリハビリ，末梢神経による腰痛治療があれば，どこに行ってもそれらの患者さんは来てくれます．若い頃に，人よりもたくさんのことを勉強しなければならないという苦労もありましたが，今ではそうさせてくれた井上先生にとても感謝しています．

おわりに

　今，女性の医師は増加し，同時に少子化や未婚女性，離婚も増えています．社会に貢献しながら，自分自身の生活や家庭も充実させていくためには，社会の理解を得て環境を変えてもらうことも大切ですが，自らもそれに対応できるだけの術を，人より少し多く身につけておくことが必要であるのではないかと感じます．「必要とされる脳神経外科医」を引き続き目指し，私なりの生きる道を探していこうと思います．

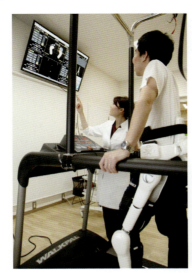

図1　ロボットスーツHAL®によるリハビリテーション

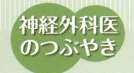

⑥「時代おくれ」と呼ばれたい

釧路労災病院脳神経外科・末梢神経外科センター ● 井須 豊彦

　私たち脳神経外科医は最先端の画像機器や手術器具，機器を使用して，常に，最先端を走り続けてきたと思います．最近，私は，機器の進歩にゆだねる最先端医療では解決しがたい病態もあるのではないかと疑問を持ち始めています．

　「時代おくれ」と言うと，時代の進歩に取り残された否定的なイメージが想像されます．私も10年ほど前までは，最先端医療を行い，「時代おくれの外科医」と言われないようにがんばってきました．しかし，最先端医療はがんばればがんばるほど，患者さんとの距離が遠くなり，居心地の悪さを感じるようになりました．

　現代社会では，身体に触れる診療は時代おくれと思われがちですが，末梢神経疾患，特に，殿部や下肢の末梢神経疾患の診断では，非常に重要なことです．北海道大学脳神経外科初代教授の故・都留美都雄先生（図1）の教え ―患者を診ることの大切さ― が思い出されます．

　時代の進歩に隠れて，大事なものを医師は失ってきたと思います．患者さんの話をよく聞き，患者さんに触れることで診断が確定するばかりでなく，現代医療で失われつつある医師と患者さんの心の交流ができる効果もあります．

　私は阿久 悠さんが作詞した河島英五さんの「時代おくれ」という曲が好きです．歌詞にある「目立たぬように　はしゃがぬように　似合わぬことは無理をせず　人の心を見つめつづける　時代おくれの男になりたい」のフレーズに感動しています．私は時代おくれと呼ばれそうな身体に触れる医療に心地よさを感じており，時代おくれの外科医と呼ばれたいです．

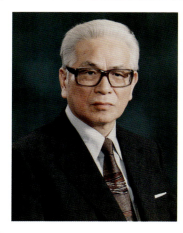

図1　都留美都雄先生
（写真提供：北海道大学脳神経外科）

JASRAC 出 1609944-601

おわりに

　難治性腰痛や下肢痛などが末梢神経障害の治療で改善し，患者さんに感謝されることがあります．他でこのような治療があまりなされていないせいか，こういったことに日常臨床でよく遭遇します．

　本書を見てみると，それらの治療や手術は，難しい動脈瘤や腫瘍，脊椎の手術に比べると，それほど難易度の高いものではないことがわかります．このような治療が一般的に行われていないことに疑問を感じつつ，もったいないことだとも思います．

　本書で扱われている疾患は，教科書にあまり記載されていないものたちですが，日常臨床で遭遇する機会は意外にも多く，このような疾患があることを知ることで，われわれ脳神経外科医や脊椎外科医，ペインクリニック医などがさらに幅広い角度から臨床に携われることを実感できる思います．また，自分自身で実際の治療を行わずとも，疾患自身を知ることによって治療オプションが増えることは，より良い結果をもたらすことと信じております．

　私自身，脳神経外科医になって，まさか自分がおしりや足の手術をするとは思ってもいませんでした．脳や背骨を注視してきた医師がおしりや足に目を向けるには勇気が必要かもしれませんが，本書が新しく身近な疾患の治療を受け入れる勇気ある医師，また患者さんにとって有意義なものとなることを心より祈っております．

　最後に，本書へご執筆いただいた諸先生，われわれの企画に賛同いただき多大なるご協力をいただいたメディカ出版の岡 哲也様に，この場を借りて心より感謝申し上げます．

2016 年 8 月

日本医科大学千葉北総病院脳神経外科

金 景成

索　引

A - Z

AINP ● 57
arcade of Struthers ● 34, 39
Ca^{2+}チャネル$\alpha_2\delta$リガンド ● 9
Camitz法 ● 24
Frohseのアーケード ● 60
Littler法 ● 42, 43
Neviaser法 ● 42, 43
OKサイン不整 ● 17
Osborne's band ● 34
osteofibrous tunnel ● 76
Phalenテスト ● 3, 17
pillar pain ● 23
PINP ● 57
precentral knob ● 61
Renaut body ● 82
reverse Phalenテスト ● 17
ring finger splitting ● 16, 17
Saturday night palsy ● 60
SNRI ● 9
Stabilized subcutaneous transposition法 ● 41
SWフィラメント ● 19, 37
TCA ● 9, 12
Tinel徴候 ● 4
Tinel様徴候 ● 4, 5, 19, 25, 34, 37, 45, 56, 105
Wartenberg症候群 ● 61

あ行

足裏の病気 ● 134
アセトアミノフェン ● 11
圧痛 ● 71, 87, 105
　──点 ● 10, 69
痛み ● 3, 6, 7
オピオイド ● 12

か行

外側大腿皮神経 ● 135, 137
　──障害 ● 135, 140
　──剥離術 ● 3, 140

　──ブロック ● 135
下垂指 ● 6, 61
下垂手 ● 6, 61
ガバペンチン ● 9
ガングリオン ● 32, 35, 42, 52
間欠性跛行 ● 119
ギオン管 ● 35, 55
　──開放術 ● 3, 140
　──症候群 ● 55
胸郭出口症候群 ● 35, 36
筋萎縮 ● 3
筋層下前方移行（移所）術 ● 42, 52
筋力低下 ● 3
脛骨神経 ● 123
頚椎疾患 ● 17, 35
頚椎椎間板ヘルニア ● 58
腱移行術 ● 58
肩甲上神経 ● 63
　──障害 ● 63
　──ブロック ● 64
高位正中神経剥離術 ● 3, 140
後脛骨神経 ● 2
　──剥離手術 ● 134
後骨間神経麻痺 ● 6, 60
絞扼性神経障害 ● 2
　──の診断 ● 5
絞扼性正中神経障害 ● 32
絞扼性総腓骨神経障害 ● 104, 107, 114
絞扼性末梢神経障害 ● 2, 16, 140
　──手術 ● 140

さ行

猿手 ● 4, 16
三環系抗うつ薬 ● 9
しびれ ● 3, 6, 7
尺骨神経 ● 2, 34, 47, 55
　──除圧，移行術 ● 3, 140
　──麻痺 ● 5
手根管 ● 16
　──開放術 ● 3, 19, 25, 140
手根管症候群 ● 2, 16, 19, 25

——の臨床症状 ● 16

手掌部尺骨神経障害 ● 55, 56

上肢末梢神経障害 ● 4, 5, 6

上殿皮神経 ● 68, 81

　——障害 ● 68, 71, 78, 85, 135, 140

　——剥離術 ● 3, 71, 95, 140

　——ブロック ● 69

上腕部絞扼性正中神経障害 ● 32

神経移行術 ● 37

神経根症 ● 61

神経障害性疼痛の薬物療法アルゴリズム ● 10

神経障害性疼痛薬物療法ガイドライン ● 9

神経線維束間剥離術 ● 58

神経伝導検査 ● 6, 17, 35, 56

神経剥離術（肘部尺骨神経障害）● 45

神経剥離術（外側大腿皮神経）● 136

神経病理所見（上殿皮神経障害）● 81

神経ブロック ● 7, 10, 13

正中神経 ● 2, 32

　——麻痺 ● 4

　——障害 ● 17

脊髄症 ● 61

セロトニン・ノルアドレナリン再取り込み阻害薬 ● 9

仙腸関節 ● 99

　——固定術 ● 101

　——障害 ● 85, 99

　——スコア ● 99, 100

　——ブロック ● 101, 102

浅腓骨神経 ● 114

　——剥離術 ● 114

前方移所術 ● 52

総腓骨神経 ● 104, 119, 120

　——剥離術 ● 107

足根管 ● 2, 123, 124

　——開放術 ● 3, 140

　——症候群 ● 2, 123, 124, 134, 140

　——症候群（手術法）● 126

┃た行

ターニケット ● 7, 19, 25, 37, 45

単純除圧術（肘部尺骨神経障害）● 52

知覚異常性大腿痛 ● 135

肘関節 ● 34

中殿筋 ● 86

　——除圧術 ● 3, 89, 140

　——障害 ● 86, 89, 95, 140

　——ブロック ● 87

肘部管 ● 34

　——周囲の解剖 ● 40

　——症候群 ● 34

肘部尺骨神経障害 ● 2, 34, 37, 45, 52

長腓骨筋 ● 119, 120

デュロキセチン塩酸塩 ● 7

橈骨神経 ● 60

　——麻痺 ● 6, 60

糖尿病 ● 6

　——神経障害 ● 6

投薬 ● 7

特発性後骨間神経麻痺 ● 57

特発性前骨間神経麻痺 ● 57

トラマドール ● 9, 12

トリガーポイント注射 ● 10, 13

┃な行

内上顆切除術 ● 52

内服薬の確認 ● 12

鼠径靱帯 ● 137

脳梗塞 ● 6

┃は行

皮下前方移行（移所）術 ● 37, 52

腓骨神経障害 ● 140

腓骨神経剥離術 ● 3, 140

ヒラメ筋 ● 119, 120

副作用の説明 ● 12

プレガバリン ● 7, 9, 12

閉塞性動脈硬化症 ● 119

保存療法 ● 7, 9

　——の限界 ● 13

「超」入門 手術で治すしびれと痛み　**147**

ま行

末梢神経 ● 2
　　——のデルマトーム ● 3
　　——疾患 ● 140
末梢神経障害 ● 2
　　——の手術 ● 7
　　——の症状 ● 3
　　——の頻度 ● 2
　　——の保存療法 ● 7, 9
メコバラミン ● 7
メピバカイン ● 13

や行

薬物療法 ● 11
腰痛 ● 78, 86, 95
　　——性間欠跛行 ● 78
腰部脊柱管狭窄症 ● 119

ら行

リアマンス法 ● 42, 43
梨状筋 ● 95
　　——症候群 ● 95, 135
　　——ストレッチ ● 97
　　——ブロック ● 97
　　——離断術 ● 98
リドカイン ● 13

わ

ワクシニアウイルス接種家兎炎症皮膚抽出液 ● 7, 9
鷲手 ● 5, 34
腕神経叢ブロック ● 37

編者紹介

井須 豊彦 Toyohiko ISU
釧路労災病院脳神経外科部長・末梢神経外科センター長

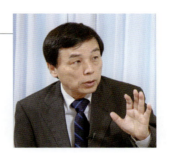

■ 略　歴
1973 年　北海道大学医学部卒業
1973 年　北海道大学脳神経外科入局
1975 年　旭川赤十字病院脳神経外科研修
1976 年　北海道大学神経内科研修
1976 年　秋田脳血管研究センター放射線科研修
1979 年　苫小牧市立病院脳神経外科勤務
1981 年　北海道大学歯学部放射線科助手
1982 年　室蘭日鋼記念病院脳神経外科勤務
1983 年　北海道大学医学部脳神経外科助手
1985 年　北海道大学医学部脳神経外科講師
1986 年　米国・フロリダ大学脳神経外科留学
1989 年　釧路労災病院脳神経外科部長
2013 年　釧路労災病院末梢神経外科センター長を兼任，現在に至る

■ 主な役職
日本脊髄外科学会認定指導医
日本脊髄障害医学会評議員
しびれ，痛みの研究会代表世話人

金　景成　Kyongsong KIM
日本医科大学千葉北総病院脳神経外科講師

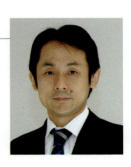

■ 略　歴
1995 年　日本医科大学医学部卒業
1995 年　日本医科大学脳神経外科入局
2001 年　日本医科大学大学院卒業
2001 年　日本医科大学多摩永山病院脳神経外科助教
2002 年　虎の門病院脳神経外科医員
2003 年　日本医科大学千葉北総病院脳神経外科助教
2004 年　釧路労災病院脳神経外科副部長
2005 年　日本医科大学千葉北総病院脳神経外科助教
2009 年　日本医科大学千葉北総病院脳神経外科講師
（2010 年 4 〜 6 月　スイスバーゼル大学脊椎手術外科留学）
現在に至る

■ 主な役職
日本脊髄外科学会認定指導医
日本脊髄障害医学会評議員
しびれ，痛みの研究会事務局

脳神経外科医，整形外科医，ペインクリニック医のための
「超」入門 手術で治すしびれと痛み
—絞扼性末梢神経障害の診断・手術／Web動画付き

2016年10月1日発行　第1版第1刷

編　集　井須 豊彦・金 景成

発行者　長谷川 素美

発行所　株式会社メディカ出版
　　　　〒532-8588
　　　　大阪市淀川区宮原3−4−30
　　　　ニッセイ新大阪ビル16F
　　　　http://www.medica.co.jp/

編集担当　岡 哲也

装　　幀　株式会社くとうてん

本文イラスト　本間秀樹（タイムカンパニー）　谷村圭吾
　　　　　　　ナカムラヒロユキ

動画担当　プレインフィールズ

印刷・製本　株式会社廣済堂

ⒸToyohiko ISU, 2016

本書の複製権・翻訳権・翻案権・上映権・譲渡権・公衆送信権（送信可能化権を含む）は，（株）メディカ出版が
保有します。

ISBN978-4-8404-5830-6　　　　　　　　　　　　　　　　Printed and bound in Japan

当社出版物に関する各種お問い合わせ先（受付時間：平日9：00〜17：00）
●編集内容については，編集局 06-6398-5048
●ご注文・不良品（乱丁・落丁）については，お客様センター 0120-276-591
●付属のCD-ROM、DVD、ダウンロードの動作不具合などについては、デジタル助っ人サービス 0120-276-592